医院管理学与医院统计学

王里楠　史世军　陈英华 ◎主编

中国商业出版社

图书在版编目（CIP）数据

医院管理学与医院统计学 / 王里楠，史世军，陈英华主编. -- 北京 : 中国商业出版社，2025. 2. -- ISBN 978-7-5208-3331-8

Ⅰ. R197.32；R195. 1

中国国家版本馆CIP数据核字第2025WG7513号

责任编辑：郑　静

策划编辑：武维胜

中国商业出版社出版发行

（www.zgsycb.com　　100053　　北京广安门内报国寺1号）

总编室：010-63180647　　编辑室：010-83128926

发行部：010-83120835/8286

新华书店经销

廊坊市旭日源印务有限公司印刷

*

787 毫米×1092 毫米　16 开　10 印张　148 千字

2025 年 2 月第 1 版　2025 年 2 月第 1 次印刷

定价：55.00 元

*　*　*　*

（如有印装质量问题可更换）

编委会

主　编

王里楠　赤峰市医院
史世军　衡水市人民医院
陈英华　广州市胸科医院

副主编

耿连华　北京市延庆区医院
周亚庆　重庆市合川区中医院
郑晓琼　深圳市职业病防治院
黄　迪　郑州大学第一附属医院
刘建新　联勤保障部队第九八七医院
刘　旭　西安市第三医院
史文珍　西安市第三医院

前　言

医院管理学是一门研究医院管理活动规律的科学，它涉及医院的组织结构、人力资源、财务管理等多个方面。医院统计学则是运用统计学的方法和技术，对医院的医疗活动、服务质量、资源利用等进行数据收集、处理和分析的学科。两者相辅相成，共同为医院的科学决策提供支持。

本书系统地介绍了医院管理学的基本概念、重要方法、基本原则，深入探讨了医院人力资源管理、岗位管理、薪酬管理、绩效管理等方面的内容。同时，书中还详细介绍了医院统计学的基础知识、工作程序、常用统计指标和分析方法，为医院管理者提供了一套完整的管理工具。

本书的编写目的在于帮助医院管理者提升管理水平，掌握统计方法，优化医院资源配置，提高医疗服务质量，最终实现医院的可持续发展。在此特别感谢李敬华为本书撰写提供的帮助。

目　录

第一章 绪论

第一节 医院管理学概述

一、医院管理及医院管理学的概念

（一）医院管理的概念

医院管理是指根据医院的环境和特点，运用现代管理理论和方法，通过计划、组织、控制、激励和领导等方式，使医院的人力、物力、财力、信息、时间等资源得到有效配置，以期更好地实现医院整体目标的过程。医院管理活动的目的是要在有限的医疗卫生资源条件下，充分实现医院的最佳社会效益和经济效益，发挥医院的整体效能，并创造出最大的健康效益。医院管理的主要任务是认真贯彻执行国家的卫生方针政策，增进医院发展活力，充分调动医护人员的积极性，不断提高医院服务质量和效率，更好地为人民的健康服务，为构建社会主义和谐社会服务。

（二）医院管理学的概念

医院管理学是运用现代管理科学的理论和方法，研究并阐明医院管理活动的规律及其影响因素的学科。医院管理学是管理学的一个分支，是理论性、实践性、综合性较强的学科，既与医学科学相联系，又与其他社会科学及自然科学紧密相连，是医学和社会科学的交叉学科。医院管理学与管理学、组织行为学、社会学、公共政策学、经济学、卫生事业管理学、卫生经济学、卫生法学、卫生统计学、流行病学等学科有着十分密切的关系。

二、医院管理学研究的主要任务与研究对象

（一）医院管理学研究的主要任务

医院管理学研究的目的是发现医院管理活动的客观规律，完善和发展医院管理科学理论，指导医院管理活动实践。医院管理学研究的主要任务是研究医院系统的管理现象和运行规律，医院系统在社会系统中的地位、功能和制约条件，医院管理体制，监督、补偿、治理和运行等机制，医院内部组织领导、经营管理、质量控制和资金、人力、物流、信息等要素的协调等。

医院管理学研究是卫生政策与管理研究的重要领域，是研究医院管理现象及其发展规律的科学，综合运用政策学、经济学、管理学的原理和方法，研究影响医院发展的宏观管理体制、运行机制和提高医院内部管理水平、运营效率的理论和方法，其目的是要促进医院实现组织目标、提高医院工作效率和效果。

（二）医院管理学的研究对象

医院管理学的研究对象主要是医院涉及的要素、医院系统及各子系统的管理现象和规律，系统之间的关系、定位、作用和制约机制，医院运行的过程以及影响其运行的内外环境，同时还研究医院系统在社会大系统中的地位、作用和制约条件。①

三、医院管理学的研究内容和学科体系

（一）医院管理学的研究内容

医院管理学的研究内容主要包括医院管理的基本理论和方法，与医院管理紧密相关的卫生发展战略与卫生政策、卫生服务体系、卫生资源及筹资体系等卫生管理内容，医院人力资源管理、质量管理、信息管理、财务管理、经营管理、后勤保障管理、绩效管理等内部运行管理内容。

也有学者将医院管理学研究分为理论研究、宏观政策研究、服务体系研究、微观运行管理研究等内容。理论研究包括医院管理思想、管理原则、研究对象、学科体系、管理职能等。宏观政策研究包括运用系统论思想，研究医院在卫生体系中的地位、作用及运行规律，医院管理体制、运行机制、监

①王志伟，翟理祥．医院管理学[M]．北京：中国中医药出版社，2023.

管机制等。服务体系研究包括医疗服务体系、区域医疗规划及资源配置、城乡医疗服务网、医院分级管理等。微观运行管理研究包括运用管理学基本理论，研究医院管理的各个环节，领导、计划、决策、控制、效率（人员、设备的利用），具体包含医院业务流程管理、组织人事管理、经营管理、质量管理、财务管理、信息管理、后勤管理等。

（二）医院管理学的学科体系

医院管理学的研究内容非常广泛，因此，有必要对其学科体系进行划分，明确该学科的研究对象、研究范畴及其之间的有机联系，促进医院管理学的学科建设和发展。关于医院管理学的学科体系目前国内外还没有形成完全一致的看法，有以医院科室和部门设置为基础进行分类的，如医疗科室管理、医技科室管理、护理管理、病案管理等；也有将医院管理划分为业务管理、行政管理、经济管理等；这些分类方法和概念不够清晰，难以形成理论体系。为了突出医院管理的理论性、整体性、层次性、实践性及实用性等特点，多数医院管理学研究者将其分为综合理论和应用管理两大部分。

1. 综合理论部分

综合理论部分也称为医院管理学总论，主要研究医院管理的基本原理与医院概论等基础理论问题。医院管理的基本原理主要包括医院管理学的概念、研究对象、学科体系与发展，医院管理的职能、方法及政策等。医院概论主要从社会角度来研究医院这个特定系统的一般规律，主要包括医院的发展历史、定义和类型、性质、地位、工作特点、任务和功能、发展趋势、医疗法规等。

2. 应用管理部分

应用管理部分也可以称为医院管理学分论，主要研究医院管理这个系统中既相互联系又有所区别的各个要素及其之间的关系等。主要有组织管理、人力资源管理、质量管理（医疗管理、技术管理、质量改进、安全管理）、信息管理、财务与经营管理（经济管理）、科教管理、后勤管理（包括物资设备后勤管理）等。

组织管理：为了实现医院目标，将医院的人员群体按照一定的功能划分成相应的组织机构并有机结合，使其按一定的方式与规则进行活动的集合体。医院组织机构设置是医院进行各项活动的基本条件，医院组织管理也是整个医院管理的基础。

人力资源管理：人力资源是任何组织中的第一资源，在医院中更为重要。医院人力资源管理包括人员的录用、培养、使用机制和人员的编配、职权的划分、医德医风的建设等。

质量管理：对医院活动全过程进行组织、计划、协调和控制，从而提高技术水平、医疗质量和经济效益，具体划分为医疗管理、技术管理、质量改进和安全管理。

信息管理：包括信息处理、信息系统的建立和情报资料的管理，例如医院统计、病案管理、资料管理等。

财务管理：包括经济核算和成本核算，降低医疗成本，避免浪费。管好、用好资金，以较少的财力和物力发挥较大的医疗技术经济作用，保证医疗业务的正常开展。

经营管理：医院经营管理是指医院管理者运用管理学、经济学等多学科的理论和方法，对医院的医疗、教学、科研、财务、人力资源等各项活动进行计划、组织、指挥、协调和控制的过程。医院经营主业是医疗业务，同时有科研、教学、预防保健服务、医药器材的生产与加工，以及其他生产经营活动。

科教管理：将现代管理学原理、方法应用于医院科研教学活动中，调动临床科研教学人员和医院有关部门的积极性。具体包括医院科研规划及实施管理、科研制度管理、科研人才管理、科研经费管理、临床医学教育管理、住院医师规范化培训、继续医学教育管理等。

后勤管理：围绕医院的中心任务，对医院的能源供给、环境卫生、保养维修、车辆调度、生活服务、药品器材、医疗设备等进行计划、组织、协调和控制，以保障医院工作的顺利进行，可以划分为后勤保障管理、物资管理和设备管理。

医院管理系统各部分可以有各自的目标，但医院作为一个整体系统则有一个总的目标，医院各个子系统的运行和各项专业的管理都必须围绕医院总体目标的实现而进行。医院各项专业管理各有特点，但又密切联系，在实际管理工作中相互交叉、难以分割。在不同历史时期，医院管理学研究的内容也各有侧重。在新的形势下，“以人为本”的服务观与“以患者为中心”的医疗观已成为医院管理研究的主要方向。如何完善医疗服务体系，改革医院管理体制和治理、运行、补偿和监管机制，转变医院发展模式，加强医院内部管理，减轻患者负担等已经成为当前医院管理研究的重要内容。而医院质量管理、医院经营管理、医学科技与教育、职业道德建设、医院管理理论等，则是医院管理学研究的长久课题。

四、医院管理学的研究方法

医院管理学是一门交叉学科，其研究方法多借鉴管理学、社会学、经济学和医学等学科的方法，可以分为定性研究和定量研究。

（一）定性研究方法

定性研究方法是社会学常用的一种探索性研究方法，多运用在关于事物性质的研究。通常是根据研究者的认识和经验确定研究对象是否具有某种性质或某一现象变化的过程及原因。定性研究方法主要是通过特定的技术或方式获得人们的一些主观信息，对特定问题的研究具有一定深度，是定量研究的先期步骤。常用的定性研究方法如下。

1. 观察法

观察法是社会学研究的最基本方法之一，它不同于日常生活中的一般观察，而是一种有意识的系统行为。定性观察法是指在自然状态下对研究对象的行为和谈话进行系统、详细的观察，并记录其一言一行。

2. 访谈法

访谈法是指研究者在一定的规则下，按照事先确定的目的和内容，面对面地询问被访者，并通过与其交谈获取有关信息的方法。可以分为非结构式访谈、半结构式访谈和结构式访谈，通常与观察法结合使用。

3. 专题小组讨论法

专题小组讨论法也称焦点小组讨论法，是由一个经过训练的主持人以一种无结构的自然形式召集一小组同类人员（通常不超过12人），针对某一研究专题展开讨论，从而获得对讨论问题的深入了解的一种定性研究方法。该方法常用于收集目标人群中较深层次的信息，定性了解人们对某问题的看法和建议等，经常作为定量调查的补充。

4. 选题小组讨论法

选题小组讨论法是一种程序化的小组讨论过程，召集6～10人来讨论某个特定问题的有关方面及原因，并对其进行收集判断，以确定最优方案。该方法既提供了表达个性和公平的机会，也照顾到了大多数人的意见，常用于社会需求评估。

5. 文献分析方法

文献分析方法是通过查阅有关文献资料或记录，在较短时间内尽快了解某个研究问题相关情况的一种方法，是开展各种研究必不可少的一种重要方法。

6. 德尔斐法

德尔斐法是一种预测和决策的方法，通过匿名方式，让专家独立地针对一个问题进行思考，并采用信函方式与研究者建立信息联系。研究者对信函信息汇总整理并将主要结果反馈给各位专家，供专家再次分析判断，反复多次后，专家意见趋于一致。该方法通常用于预测领域，也可广泛应用于各种评价指标体系的建立和具体指标的确定过程。

7. 新发展的研究方法

新发展的研究方法主要有头脑风暴法、SWOT分析法、利益相关者分析法、情景分析法等。

（二）定量研究方法

定量研究方法是指运用概率学及统计学原理对社会现象的数量特征、数量关系等方面进行研究，并能用定量数据表示结论的一种研究方法。该方法使人们对社会现象的认识趋向精确化，与定性研究相结合，以进一步准确把握事物发展的内在规律。

常用方法有系统分析法、预测分析法、投入产出分析法、统计分析法和层次分析法等。

第二节 医院管理学的基本原则

医院管理学作为一门学科，其发展既要遵循哲学层面的普遍客观规律，也要遵循管理科学的一般规律，还要紧密结合本学科领域的特点。医院管理学的发展应坚持以下几个原则。

一、遵循医院管理客观规律

管理作为一门科学，存在不以人的意志为转移的客观规律。医院管理者的责任就是要正确认识并把握医院管理的客观规律，运用科学管理方法，使医院良好运行并实现其发展目标。切忌脱离客观实际、主观随意。

二、坚持发展的观点

一切客观事物都处在不断运动、发展、变化之中，因此医院管理必须与不断发展变化着的客观实际相适应。医院管理的对象是发展、运动着的，新情况、新问题不断出现，发展观点强调管理上的动态性、灵活性和创造性。要始终坚持发展的观点，改革创新，切不可满足现状，墨守成规，停滞不前，思想僵化。

三、坚持系统的观点

所谓系统，一般是指由相互作用和相互依赖的若干组成部分结合而成为具有特定功能的有机整体，任何系统都不是孤立的，它总是处在各个层次的系统之中，在内部和外部都要进行物质、能量、信息的交换。所谓系统的观点，就是把所研究的事物看成一个系统。医院正是一个这样的系统，因此研究医院管理必须坚持将医院作为一个整体系统加以研究。医院作为一个系统，由人员、设备、物资、经费、信息等要素组成，并按功能划分为若干子系统及更小的子系统，形成层次结构。

四、坚持“以人为本”的理念

人是一个系统中最主要、最活跃的要素，也是一切活动最重要的资源。重视人的因素，调动人的积极性，已成为现代管理的一条重要观点。传统管理以管理事务为主体，现代管理则发展到以人为主体的管理，即只有充分调动人的积极性、主动性、创造性，才能实现管理的目标。在医院系统中，服务提供者是医院员工，服务对象是病患，这就要求在医院管理中既要充分调动医院员工的积极性、主动性和创造性，又要切实尊重患者，服务患者，真正做到“以人为本”。

五、遵循医疗行业特点

医疗行业作为一个服务行业，有其显著特点。医院是一个劳动、知识和资金密集型兼有的组织，对生产诸要素中劳动力素质的依赖更为明显；医疗服务具有明确的区域性、连续性、协调性和可及性等特点，且调节供需矛盾的方法少、效果差、难度大和周期长；由于医疗服务的需求弹性较小，医疗服务的价格和服务的效用、意愿之间的关系并不紧密。医院提供的服务是直接面对消费者的即时性供给，具有明显的不确定性、专业性、垄断性和不可替代性，同时责任重大，客观上要求无误和完整。医疗服务的需求者具有明确的目的性，即以较少的花费治愈疾病；但其寻求服务的过程则是盲目的、被动的和不确定的；同时要求医疗服务具有公益性和公平性，往往表现为第三方付费。

医疗服务具有其他服务性行业难以比拟的复杂性，医院管理者要认真研究。

六、坚持一切从实际出发

医院管理研究在我国还是一门新兴学科，其理论体系、研究方法还很不完善，大多是直接学习和借鉴其他一些学科的理论和方法，尚未形成独立的学科体系。在这样一个阶段，我们必须加强医院管理理论的研究，同时还要认真总结我国医院改革发展的经验和教训，紧密结合医药卫生体制改革的实际，坚持理论研究与医院实践相结合。在研究方法上，要坚持定性与定量研究相结合，针对研究问题，采取适宜的研究方法。在推进医院改革发展中，要坚持借鉴国际经验与开拓创新相结合，既要从我国国情出发、坚持走中国特色的创新之路，又要学习借鉴国际的先进经验。

第二章 医院人力资源管理概述

第一节 医院人力资源管理的基本理论

一、人力资源的内涵

随着时代的发展，人这个因素在历史发展中的作用，较之其他因素的作用的重要性越来越得到人们的认可。近年来，全球企业界对人力资源管理的发展越来越关注，并且这种趋势在不可逆转地持续加强。其主要原因也许来自一个日益公认的判断和事实：人是保持竞争的关键所在。而马克思也认为，人力资源是所有资源中最宝贵的资源，人是生产力诸因素中最积极、最活跃的因素，人类社会进行的各项生产活动都是靠人去完成的。因此，如何激发人的积极性是发展生产的一项重要任务。

“人力资源”这个词语最早是由美国当代著名管理学家彼得·德鲁克于1954年在《管理的实践》一书中提出的。德鲁克认为人力资源和其他资源相比较而言，唯一的区别就在于这种资源是人，它拥有其他资源所没有的协调能力、融合能力、判断能力和想象能力。关于人力资源的定义，我们可以从广义和狭义两个方面去理解：从广义上讲，人力资源是一定范围内的人口中所具有劳动能力的人的总和，是能够推动社会进步和经济发展的具有智力和体力劳动能力的人的总称；从狭义上讲，人力资源是有助于实现组织目标的组织内外的所有可配置的人力生产要素的总和。

人力资源既非实物资源，如水力资源、矿产资源等，又非金融资源和技术资源，而是一种特殊的最宝贵、最重要的资源，它具有极大的可塑性和无限的潜力。一般来说，人力资源具有以下几个特性。

（一）时效性

人的寿命有限，劳动时间一般只有40～50年。人的才能有一个从积累上升到稳定发挥再到逐步下降的过程，长期闲置造成的损失和浪费难以弥补。因此，人力资源不像其他资源那样具有可储藏性，而具有时效性。

（二）能动性与创造性

根据马克思关于生产力三要素的观点，劳动者不仅制造工具作用于劳动对象，而且将劳动工具和劳动对象联系起来，成为生产力中最活跃、最革命、最能动的因素。人力资源不仅自身具有一种内在的增值潜力，是可以开发、管理的资源，而且能够开发和管理其他资源。人力资源具有主观能动性，如果开发利用得好，可以创造出超过自身价值许多倍的效益。

（三）社会性与继承性

人是社会关系的总和。人力资源随着人类自身再生产发展而发展，不仅受人类生育和生存条件制约，更受社会经济条件和特定生产方式的制约，带有明显的时代和社会烙印。同时，每一代人都会“承前启后”，在前人基础上向更多的领域和更高的层次发展。①

二、人力资源管理的内涵

人力资源管理主要指对全社会或一个企业的各阶层、各类型的从业人员从招聘、录取、培训、使用、升迁、调动直至退休的全过程的管理。其管理对象主要指正在从事体力劳动和脑力劳动的人们。它侧重于如何组织、管理已进入劳动过程的人力资源，有效地发挥其作用。从“人”与“事”的角度讲，是要实现“人”与“事”的和谐，这种和谐会带来生产效率的提高，从而达成最终目标，推动经济和社会的发展。人力资源管理可以分为宏观和微观两个方面，宏观人力资源管理即对全社会人力资源的管理，微观人力资源管理则是对企业、事业单位人力资源的管理，是指在人力资源的获取、开发、利用和保持等方面进行计划、组织、领导和控制，充分发挥人的潜能，调动人的积极性，提高工作效率，实现组织目标的管理活动。人力资源管理的基本任务，就是组织好人力这种最重要的生产力，正确处理好组织内人与人之间、人与工作之间的关系，充分发挥组织内员工的积极性和创造性，保证本组织劳动生产率或工作效率的持续提高。人力资源管理的基本内容包括

①陈英耀．医院人力资源管理[M]．北京：中国协和医科大学出版社，2022.

人力资源规划、工作分析、员工招聘选拔、员工培训与开发、员工的使用与人才管理、绩效考评、薪酬管理、员工激励、劳动关系、企业文化建设等。

三、医院人力资源的特性

（一）知识型员工为主

德鲁克指出：知识型员工是指一方面能充分利用现代科学知识提高工作效率，另一方面他们本身具备较强的学习知识和创新知识的能力。医院是一个以知识型人才为主的组织，与非知识型员工相比，知识型员工在个人特质、心理需求、价值观念及工作方式等方面有着诸多的特殊性。

1. 具有相应的专业特长和较高的个人素质

知识型员工大多受过系统的专业教育，具有较高学历，掌握一定的专业知识和技能。同时，由于受教育水平较高，知识型员工大多具有较高的个人素质，如开阔的视野、强烈的求知欲、较强的学习能力、宽泛的知识面以及其他方面的能力素养。

2. 具有实现自我价值的强烈愿望

知识型员工通常具有较高的需求层次，往往更注重自身价值的实现。为此，他们很难满足于一般的事务性工作，更热衷于具有挑战性、创造性的工作，并尽力追求完美的结果，渴望通过工作充分展现个人才智，实现自我价值。

3. 高度重视成就激励和精神激励

在知识型员工的激励结构中，成就激励和精神激励的比重远大于金钱等物质激励。他们更渴望看到工作的成果，认为工作成果才是工作效率和能力的证明。他们愿意发现问题和寻找解决问题的方法，也期待自己的工作更有意义并对企业有所贡献。因此，成就本身就是对他们更好的激励，而金钱和晋升等传统激励手段则退居次要地位。不仅如此，由于对自我价值的高度重视，知识型员工同样格外注重他人、组织及社会的评价，并强烈希望得到社会的认可和尊重。

4. 具有很高的创造性和自主性

与体力劳动者简单的、机械的重复性劳动相反，知识型员工从事的大多为创造性劳动。他们依靠自身拥有的专业知识，运用头脑进行创造，并不断形成新的知识成果。因此，知识型员工更倾向于拥有宽松的、高度自主的工作环境，注重强调工作中的自我引导和自我管理，而不愿如流水线上的操作工人一样被动地适应机器设备的运转，受制于物化条件的约束。

5. 强烈的个性及对权势的蔑视

与传统的体力劳动者不同，知识型员工不仅富有才智，精通专业，而且大多个性突出。他们尊重知识，崇拜真理，信奉科学，而不愿随波逐流，人云亦云，更不会趋炎附势，惧怕权势或权威。相反，他们会因执着于对知识的探索和真理的追求而蔑视任何权威。此外，由于知识型员工掌握着特殊专业知识和技能，可以对上级、同级和下属产生影响。因此，传统组织层级中的职位权威对他们往往不具有绝对的控制力和约束力。

6. 工作过程难以实行监督控制

知识型员工是在易变和不确定环境中从事创造性的工作，其工作过程往往没有固定的流程和步骤，呈现出很大的随意性和主观支配性，工作场所也与传统的固定生产车间、办公室环境迥然不同，灵感和创意可能发生在任意的工作时间和场合。因此，对知识型员工的工作过程很难实施监控，传统的操作规程对他们也没有意义。

7. 工作成果不宜加以直接测量和评价

知识型员工的工作成果常常以某种思想、创意、技术发明、管理创新的形式出现，因而往往不具有立竿见影、可以直接测量的经济形态。由于现代科技的飞速发展，许多知识创新和科研性成果的形成通常非一人所能为，而需要团队的协同合作，共同努力。由上述特点决定，对知识型员工特别是个人的工作成果，经常无法采用一般的经济效益指标加以衡量。这一特点为企业如何正确评价知识型员工的个人价值和如何给予合理的薪酬带来一定困难。

8. 工作选择的高流动性

知识型员工由于占有特殊生产要素，即隐含于他们头脑中的知识，而且他们有能力接受新工作、新任务的挑战，因而拥有远远高于传统工人的职业选择权。一旦现有工作没有足够的吸引力，或缺乏充分的个人成长机会和发展空间，他们很容易地转向其他公司，寻求新的职业机会。所以，知识型员工更多地忠诚于对职业的承诺，而非对企业组织做出承诺。

根据上述知识型员工的特点可知，知识型员工是一个追求自主性、个体性、多样化以及具有较强创新精神和团队协作精神的员工群体。这个群体工作的动力主要是精神满足，而非金钱财富。因此，在进行知识型企业人力资源部组织结构设计时，要充分考虑知识型员工的特点与他们的需求。在对知识型员工的激励上，不能以金钱刺激为主，而应以其发展与成长为主。

（二）个体劳动与群体劳动的结合

相对于工业化的企业或者是其他经济组织来说，医院的医护人员从事的是依靠个体和群体的专业知识、临床经验等对病患进行医治的工作。从横向来看，门诊医生给病人看病提供的是以其专业知识、工作经验以及职业操守等为基础的服务；从纵向来看，医生这样的服务必须以医院的其他相关部门诸如化验等部门提供的资料为基础，从这个层面上来说这样的服务又是群体的。这样一来，对病患提供服务的好坏的衡量标准相对于其他组织来说就缺乏可量化性，也就是说没有一个标准可以对医务人员的工作进行评价。在这样的情况下，他们工作的好与坏、效率的高与低，还要取决于他们的道德水平和职业道德等。因此，对这种组织的成员管理就与工业化企业或者是其他经济组织存在很大的区别，要真正地管住他们的“心”，而不仅仅是一些表面的东西，这里就需要医院文化做支撑了。

（三）与服务对象直接面对面的服务

在医院这样的组织中，医务人员与病患之间的关系是一种主客体相互转换的关系，也就是说医院所提供的服务与终端客户有更直接的联系。这可以从两个方面来理解：①与对象直接面对面的服务具有服务业的性质，这就需要从事服务的人员（包括医生和护士）要以病人的需要为自身工作的中心，全心全意为病人服务；②医疗部门提供的服务不同于社会上普通服务业的服务，医疗部门的服务关注的是接受服务对象的生老病死，对每个人来说最宝贵的东西莫过于自己的生命了，因此，医院的这种与病患直接面对面的服务更需要一线从业人员和病人及其家属有更全面深入的交流和沟通，要做到这些，对医院从业人员的素质、能力、职业道德等方面有比其他行业从业人员更特殊的要求，也给医院的人力资源管理工作带来了新的困难和挑战。

第二节　医院人力资源管理的特点及发展趋势

所谓人力资源管理就是为实现组织的总体战略目标，运用现代化的科学方法，所进行的人力资源获取、使用、保持、开发、评价与激励等活动，其目的是以最少的人力资源成本产生最大经济效益。医院人力资源管理是人力资源有效开发、合理配置、充分利用和科学管理的制度、法令、程序和方法的总和。医院人力资源管理的目的就是通过充分发挥广大医护员工的作用来更好、更快地达成医院发展的各项指标。

一、医院人力资源管理的特点

（一）战略性

医院的现代人力资源管理与传统的人事管理有着本质区别，医院从传统的人事管理向现代人力资源管理的转变具有重要的战略意义。传统的人事管理主要采用严格的制度、苛刻的命令等方式，忽视了员工内心的真实感受和主观能动性的充分发挥，将主要精力放在员工考勤、职称评定和福利发放等事务性工作上，普遍缺乏以人为本的价值理念，对人力资源这一概念缺乏战略性的认识，在整个医院运营中，与日常经营活动分离，只展现其战术地位。随着时代的发展，加强人力资源管理已成为医院发展必须优先面对和解决的课题，因此必须将其提升到应有的战略性地位。

人力资源管理的战略性主要表现在以下四个方面：第一，意识提升。医院决策者普遍认为人力资源是医院发展的决定性因素，将其放在更加优先和重要的位置。第二，地位提升。人力资源管理部门话语权显著扩大，由过去单一的执行层进入到总揽医院发展全局的决策层，不再是单一的传声筒。第三，管理提升。人力资源管理部门不再只是常规和静态的管理，而是将更多的精力放在引才借智、员工创造潜能的开发等工作上，侧重动态的管理。第四，影响提升。人力资源管理部门逐步转变成为医院的生产部门，对医院的经营产生直接和重大的影响。人力资源管理工作也兼具指标意义，成为衡量医院综合实力的重要指标。

（二）创新性

市场经济的发展和信息技术的日新月异，对医院的人力资源管理提出了更高的要求。人力资源管理与开发不再仅仅是一个动态的系统，需要不断自我革新以适应时代和市场的发展需求。人力资源管理的创新已成为医院技术和服务进步的重要保障。其创新性主要表现在以下几个方面。

1. 管理政策创新

医院开展革新必须面对诸多政策桎梏，这就要求医院人力资源管理部门不断解放思想、改变观念，打破固有政策的束缚，不断研究、制定、推出符合市场观念的新理念、新政策，为医院整体医疗水平和社会服务能力的不断提高，创造宽松和健康的大环境。

2. 管理机制创新

有了宽松的政策氛围，医院的各项创新活动也要依托高效、精干的组织体系。现有医院内部大多缺乏透明、科学、规范的人力资源管理机制，医院创新活动难以获得长久有效的制度支撑，需要尽快完善和建立科学、合理的竞争机制、岗位责任制度、绩效考核制度、薪酬分配制度等现代人力资源管理制度，并以此为基础，为各项创新活动提供长效动力。

3. 管理手段创新

随着社会的进步和发展，医院传统的人事管理模式已经无法适应新形势的发展，需要加快信息化建设步伐，充分利用现代信息技术手段，不断提高信息化工作水平，进而提高医院人力资源管理工作的现代化水平，为医院的发展作出更大的贡献。

（三）全方位性

1. 纵向方面

为了更好地选拔和使用人才，人力资源部门管理范围拓展延伸，主要包括三个方面：一是向两头延伸，不再拘泥于聘用关系发生的时间、区间，对聘用关系发生之前和结束之后都有了详尽、明确的规范和要求；二是由显性到隐性延伸，不仅重视人才才能的充分施展，而且重视其潜能的挖掘和发挥；三是向八小时以外延伸，除去八小时的工作时间，为员工业余时间的充电提供各个层面的支持和保障。

2. 横向方面

以人为本，更加注重管理的人性化。医护人员不仅是医院发展的资源，更是鲜活的生命个体。人力资源管理工作应该走进每个员工内心，倾听他们的呼声，关注他们的合理诉求，保障他们的合法权益，增强他们对医院的认同感和归属感，进而激发他们的积极性、主动性和创造性。人力资源管理需要更具全局性，实行全员培训、全员开发，以发挥每一个人的最大效能。“马太效应”的累积将极大削弱医院发展的后劲，任何人才的成长都是一个累积的过程，不能只将眼光放在医院高层次人才和管理人员身上，应该深挖每一位普通医护员工的潜能，充分焕发他们的热情和活力，不忽视更不排斥任何一个潜在的人才。①

二、医院人力资源管理的发展趋势

（一）观念更新——以人为本

知识经济时代的到来对医院人力资源管理提出了更高的要求。人才是医院发展的重中之重，已成为医院决策者的普遍共识，只有做到以人为本，努力为人才营造一个更为宽松、更有活力的工作、生活环境，才能做到人尽其才，医院也才能拥有更美好、广阔的未来。要做到这一点，首先，医院管理者要树立“人力资源是第一资源”观念，努力做到尊重知识、尊重人才，这是做好人力资源管理工作的基本前提；其次，医院管理者要树立“大人才”观念，立足本院，放眼周边，努力做到不拘一格降人才，把各级各类人才尽可能地聚集到医院中来；最后，医院管理者要树立“开放用人”观念，抛弃“非此即彼”的固有认识，不求所有，但求所用，努力创新各种方式和形式吸引和使用人才。坚持以人为本，努力做到以事业凝聚人才、以精神激励人才、以感情关心人才、以待遇留住人才。

（二）水平提升以专取胜

现代人力资源管理从业人员应具备较强的管理水平和专业素质，如专业性才能，能对本单位员工工作能力、人力资源效率等进行客观评估，并由此

①隋小昭，张天娇，焦海燕．医院人力资源管理研究[M]．长春：吉林文史出版社，2024.

具备科学设计薪酬系统的能力，以及组织管理才能等。医院人力资源管理部门要学会统筹兼顾，把握大局和重点。既要圆满应对日常性事务的协调和处理，又要深入研究医疗卫生事业发展的趋势，制订专业的、科学的规划来解决医院未来发展对人才的需要。医院人力资源的从业人员只有具备较强的专业素养，才能对医院的发展方向、现存问题、解决办法拥有清醒的认识，才能为医院领导决策提供科学参考依据，为其他部门提供切实有益的帮助。

（三）职能转变服务创新

时代的发展要求人事管理部门由传统的行政支持者变为经营管理的合作者。寻找人才、提供人才、留住人才、发展人才，成为人事管理的新职能。由此，人事管理部门的工作重心也要随之调整，对于传统的人事行政工作，可以通过逐步简化工作流程，或者将部分工作直接交由社会专业机构运作来实现管理的优化，从而抽出更多精力用于调研、制定、实施科学有效的人力资源发展战略，保证人力资源得以最优配置，调动绝大多数人的积极性，充分发掘各级各类人才的潜能，使人力资源战略成为医院长远发展的重要支撑和保障。医院人力资源管理是否实现了职能转变，可以从以下两个方面加以考核判定：一是医护员工对医院人力资源部门的满意和认可；二是医院服务水平和能力以及医院效益是否得到切实提高。

（四）机制创新奖优奖勤

合理的职称待遇及上升空间是吸引、留住人才的重要手段。为此，医院人力资源管理部门必须依据社会主义市场经济规则不断推动管理创新。建立现代医疗机构人才选拔机制，透明高效的竞争机制，权责明确的岗位责任制，切实有效的约束和激励机制等制度。从根本上打破职位、级别即价值的旧制度、旧思维，构建起能力和贡献即价值的新制度、新思维。对于特别优秀的医疗人才，要坚持特事特办的原则，为其生活和工作开辟绿色通道，尽可能在精神和物质上予以最大满足。同时，要坚持薪酬管理和绩效考核相平衡的原则，调动他们工作的积极性、主动性和创造性。对于年轻职工，应从制度上为其进步开辟上升空间，鼓励其搞业务和搞科研的热情，激励他们努力学习、认真工作、自觉充电，使医院在源源不断的后劲中立于不败之地，员工在医院的蓬勃发展中不断创造和实现自我价值。

第三节 医院人员的分类管理

一、医院医护人员的专业化

医护人员是医院正常运行的基础。拥有高水平、高效率的医护队伍是医院存在和发展的前提条件。对于医护人员的专业化，国家相关部门针对不同的科室出台了一系列相关的标准。比如，临床、医技、护理实行三级设岗，在实行科学分类设岗的基础上，将临床医生分别设为主诊医师、副主诊医师、住院医师三个岗位级别，每个岗位分高年资和低年资两个类别。主诊医师一般由取得副主任医师以上的专业技术人员或高年资主治医师担任，主诊医师为医疗组长，主诊医师有权在本专业医生中选聘副主诊医师、住院医师，人员实行双向选择，优胜劣汰，分级聘用形式。医院先公布职务岗位、任职条件，由个人提交申请、参加测试、民主评议、答辩或述职等形式进行竞争。使每一位上岗的人员能够在其职，谋其政，负其责，尽其力，同时在这种竞争的环境下，护士长、科主任管理力度大大加大，遇到问题主动出主意，想办法，找出路。[①]

二、医院管理人员的职业化

（一）医院管理人员职业化的含义、范围

医院管理人员职业化是指医院管理工作必须由经过医院管理的专门职业培训，通过国家法定部门考核，获得从业资格，受聘后以从事医院管理为其主要经济来源的专门人员担任。职业化的医院管理人员包括从事医院管理决策、参谋、执行三个层面所属工作的全体成员。决策层包括院长及院级领导，参谋层包括医务、财经、人事、行政等职能部门的管理人员，执行层包括科室及各基层部门执行决策的管理人员。

（二）医院管理人员职业化的必要性

首先是医院管理实践性与创新性的要求。21世纪的医院管理者正面对改

①赵娅楠．公立医院人才引进工作中的问题及对策[J]．财经界，2021，（19）：181−182.

革观念的碰撞、利益的冲突、法制的建立、经济的均衡，这些要求管理者在创新的实践中不断增强其超前意识、洞察规律、把握局势、适时决策的应变能力等。在这种情况下，非职业化的医院管理者几乎难以胜任。其次是医院独特的社会性和公益性的要求。医疗卫生机构之于一个社会的重要性是其他组织无法比拟的。医院行为总是受到来自社会各界的关注，上至政府下至社区，每个病人及与病人相关的人均可对医院行为从不同侧面作出评价。要处理协调好这些关系，努力营造良好的内外环境，非职业化的医院管理者也很难胜任。再次是医院管理中长期目标的有效实现的要求。从战略管理中我们知道，任何一项战略的有效实现都需要管理人员的稳定性和连续性。而医院的战略的实现也同样如此，但现行的院长任职体系的短期的“兼职”模式，容易导致经营过程的短期效应，损耗本已不足的卫生资源，影响医院的可持续发展。最后是知识经济发展的时代要求，21世纪是全球知识经济时代，在医疗卫生领域，医院组织呈现出既分工明晰又交叉综合的管理特征，医院管理者的职业化势在必行。

（三）医院管理人员职业化的措施

首先必须得到立法保证，要有国家、地区各级人事组织和卫生行政部门的高度重视，还要有各类的法律法规政策和制度保证。其次就是应加速和完善我国医院管理人员职业化市场。这也是市场经济体制的要求，这样有利于建立市场约束机制，促进医院管理者在激烈的人才竞争中努力完善自我，使医院管理者的社会价值与其经营管理业绩紧密结合，激发医院管理职业化人员的职业意识，推进我国医院管理人员职业化的进程。再次要有相应的利益驱动。市场经济内在动力就体现在，它要求职业化的医院管理人员遵循经济规律，改革分配制度，实施有效的利益驱动，如年薪制、内部股份制等，真正激发医院管理人员靠管理好医院来体现个人的社会地位和人生价值，从而将医院管理职业视为其生存的现实基础和人生的意义。最后这一切的实现都需要教育先行。必须加大职业化教育的力度，进一步拓宽职业化教育的渠道，真正做到学以致用。

（四）医院院长的职业化

1. 院长思维全球化

创新的理念要求中国医院院长不能只站在一个地方医院或一个局部单位

位置上思考问题，应放眼全球，即不但要搞好本医院建设，而且要有走出国门办医院，进入世界医疗大家庭的信心和力量。因为随着国家医疗体制改革的深入发展，中国医疗市场必然全面放开，而要想迅速打入国际医疗市场，作为中国医院院长只有以全球化思维，走科技创新、以低廉的费用提供优质服务的道路，才能适应这种新形势。

2. 以人为本，换位管理

21世纪的医院，服务对象不仅局限于患者，而更多的是广大人民群众。因为他们不仅需要治病，重要的是防病，并通过这个途径，为他们提供全面的健康教育观。众所周知，人民群众有生存权、健康权，只有尊重他们的权利、保障他们的权利，才能体现21世纪医院的本质与作用，医患之间建立一种市场经济条件下的新型伙伴关系。医护人员是人民群众的一个群体，这个群体知识文化水平较高，专业性较强，既有保障人民群众健康的义务，又有治病救人、救死扶伤的风险和责任。面对市场经济人才流动大潮，要想巩固医院阵地，扩大业务范围，只有增强理解，以人民利益为重，以病人为中心，实现医护人员的自我价值。而从医护人员走向院长岗位的大多数管理者以及纯管理专业出身的管理者来看，既要充当医生角色，同时又要扮演院长管理角色，更重要的是扮演人的角色，这种模式的转换是当今中国医院院长的典型和必要途径，也是对人的内涵理解的升华和提高。

3. 以文促医、博学多才

21世纪的医院，要求院长不能仅满足于文凭和所学知识，学历不是个人智慧的最高境界。要提高院长自身素质，不断汲取文化素养，则应涉猎广泛，比如，文学、音乐、摄影、写作、新闻、电脑、多媒体、互联网等。要养成天天读书的习惯，不能沉湎于应酬及事务之中。只有这样，才能提高院长自身的文化修养，陶冶情操，这是一个管理的无形“软件”制作，它滋润着管理这片肥沃的土壤。身为院长既要以身作则，同时也要提高本院医护人员的文化素质，摆脱过去那种“重医轻文”倾向，给单纯的病床、设备环境增添一点文化气息，努力营造一个文化品位高的医院。譬如，在有的科室适当增加一些音乐、电视、风景画、读报栏、名人名言等可读可视内容，使病人在接受治疗时感受到医院的温馨，又间接地提高了人民群众的文化素质，不仅治好了他们躯体的疾病，而且给他们的心理和精神上送去了春天般的温暖。作为医院院长，更应首创并倡导“医院精神”，不断赋予医院文化内涵新的生命力，这就是21世纪医院院长的必备素质。

4. 科技创新，抢占“制高点”

作为一名院长，要有科技创新思维，新思维依靠新知识的积累、滴水穿石、滴水成海，它包括对科技知识的广泛涉猎，对科技刊物学习、科技知识讲座参与的渴求与兴趣，激发自身科技创新思维，不断汲取科技营养，更新科技知识，时刻跟踪了解世界医疗最新科技动态，才能统揽全局，抢先占领科技“制高点”。首先，要不断培养、引进科技人才，不惜重金聘用国内外高、新、尖技术人才，给他们提供必要的科研基金、设备和工作环境，对他们的住房分配、子女就业、夫妻分居，以及到国内外“深造”给予尽可能的支持。其中，最重要的是提高物质待遇，这样才能留住人才，发挥潜能，为医院培植和繁衍人才奠定基础，让他们在多学科、多专业中创造世界一流技术和科研成果，提高医院的整体科技水平，用“创名医、创名院”的全球战略眼光，观察和处理问题。其次，要用高新技术人才，让他们不断创新具有国内外一流水平的最新诊断和治疗技术，利用高、精、尖仪器，为病人创造痛苦小或者无痛苦、微创或无创的最佳医疗服务，在激烈的竞争中有绝招，出名医、创名院，牢固树立全球名牌战略意识。最后，作为21世纪医院院长还要对引进高、新医疗设备等医院硬件有深入了解，即对该设备的先进性、科技含量、诊断价值、价格、售后服务、投资回收期等要有一个清醒的认识，把握机遇，力求用最少的投入购回最新医疗设备，为病人提供快速、准确的医疗服务。

5. 推行科学管理

现代医疗要求院长重视对人的理解、沟通、增加感情投资，改变传统的家长式管理模式，树立全新的管理理念，把国家利益、人民利益和规章制度融入员工的自觉行动中，充分发挥每个员工的最大潜能。同时，既要注意发挥好个人的核心作用，又要有协作的“团队”精神，即注重精神激励，更重要的是发挥好物质奖励作用。坚持推行按劳分配和按生产要素分配，效率优先、优胜劣汰的分配机制。在医疗机构管理的基础上，倡导和推行“技术入股”，按股分红、上不封顶、下不保底。积极鼓励和促进人才交流、流动，鼓励跨国、跨院兼职、挂职活动及参与国内外重大医疗项目研究，鼓励和引导参与国际合作、网络交流，实现医疗资源共享。结合当前中国国情，政府对卫生事业的投入已不能满足日益增长的医疗需求。21世纪的中国医院要用低廉的费用为病人提供优质的服务，保障人民群众健康，利用有限的资金，办好中国特色的卫生事业，这就需要我们开动脑筋，活跃思维，力求用较少的钱办较好、较多的事。用好、用活、管好资金，具备“有重有轻、有急有缓、有先有后”的经济头脑，实施“有所为、有所不为”的战略，才能实现管理科技化、资金效益化。“海阔凭鱼跃，时势造英雄。”21世纪新时代呼唤驾驭中国医疗航船的综合型院长人才，并要求他们不断充实新知识、新思维、新方法，提高一院之长驾驭市场经济的能力，大胆实践，闯出一条独具中国特色的医院管理与效益道路，努力向更新、更高、更优目标迈进。

第四节 医院人力资源管理的具体对策

现代医院管理是以人力资源为核心的管理。人力资源管理就是在医院管理中要坚持和贯彻“以人为本”，使“人”与“工作”和谐地融合起来，实现医院和员工“双赢”，达到利益最大化。人力资本理论告诉我们：人力资本比物质、货币等硬资本有更大的增值空间。特别是在当前知识经济时期，人力资本将有着更大的增值潜力。作为“活资本”的人力资源，具有创造性、创新性，具有有效配备资源、调整企业发展战略等市场应变能力。根据马斯洛的需求层次论：人的需求都是分层次的，每一层都是相互关联的，从低级向高级递增。因此，在人力资源管理中要满足员工的基本需求，使他们首先有生存的保障，然后随着发展逐级向更高级的需求迈进，否则就无法留住人才，医院的发展也没有后续的人才保障。再根据双因素理论，应建立科学的绩效评估体系，使每位员工人人有岗，不因人设岗；人人有职，各负其责，按劳分配，各有所得，多劳多得，少劳少得，尽可能做到公平和效率的和谐。

一、充分认识人才内涵，重视人才培养成长

随着医疗体制改革的深入，医院医务人员的管理变得越来越重要。要管

理好一个现代化的大型医院，必须树立医务人员是第一资源的观念。因为医务人员就是医院的竞争力，就是医院看不见的资产，一个医院的兴旺发达要靠医务人员。根据马斯洛的需求层次论，应尽量满足医务人员高层次的需求，使其个人目标与医院管理发展目标相一致。

医院不仅面临激烈的医疗服务市场份额的竞争，也面临人才的竞争，而人才竞争又是竞争中至关重要的一部分。面对新时期的挑战，医院必须充分认识人才的内涵，健全一套引进人才、用好人才、留住人才的管理机制，提升医务人员的价值，营造一个有利于医务人员充分发挥潜能的环境，从而更好地实现医院的稳步发展。

医院应该充分认识到医务人员是医院的宝贵资源，营造融洽、和谐、积极向上的内部环境。用好医务人员不仅要靠优厚的物质待遇，更重要的是事业有无发展前景和吸引力。医院要积极为他们搭建施展才华的平台，添置先进的设备，营造良好的学术氛围，积极推荐、支持、鼓励他们参加国际国内学术交流。把医院发展目标同个人实现价值的目标有机结合起来，充分发挥他们的聪明才智，激活医务人员的活力，使他们在工作中做出更大贡献。

二、完善绩效考核体系，激发员工自我实现

医院的绩效管理，是人力资源管理的重要内容，也是重要的人力资源管理激励措施，是医院在运行过程中，既要保证医院能够为广大患者提供优质、热情、便捷、廉价的医疗服务，同时也要保证医院的运行和发展，又能够充分调动广大医务人员的工作积极性的手段，它应以经济核算为基础，通过全面管理、业绩考核，权衡与决定职工个人的绩效工资多少。

绩效工资，又称绩效加薪、奖励工资或与评估挂钩的工资，是以职工被聘上岗的工作岗位为主，根据岗位技术含量、责任大小、劳动强度和环境优劣确定岗级，以企业经济效益和劳动力价位确定工资总量，以职工的劳动成果为依据支付劳动报酬，是劳动制度、人事制度与工资制度密切结合的工资制度。绩效工资由四部分组成：基本工资、年龄工资、岗位工资以及奖励工资。

医院应建立分层次、分类考核标准。把门诊、急诊、住院、检查、手术

等医疗工作量指标，住院率、床位使用率、床位周转率、平均住院日、手术台数、诊断符合率、治愈率、抢救成功率等医疗质量和效率指标，病人投诉率、就诊病人满意率、住院病人满意率、处方合格率、病历合格率等医德医风指标，住院人数、住院人均收费、科室人均纯结余、人均收益等经济指标作为医院绩效考核的主要内容，从而使绩效考核和绩效工资达到最公平、最合理的程度。

绩效工资的实行，也是激励理论中的一种措施。根据现代组织学理论，激励的本质就是员工去做某事的意愿，这种意愿以满足员工的个人需要为条件。其核心在于对员工内在需求的把握与满足。因此，医院人事部门应做好每一个职位的责权分析，制定工作说明书，为绩效考评打好基础，防止绩效工资的发放不均。

绩效考核还要注重目标管理，即制定考核目标，以达到目标为诉求作为进行奖金调整、奖罚的依据，晋升或降级的指标，以便养成职工的竞争意识和危机意识，从而提高医院的服务水平。有效的激励机制不仅可以调动员工的积极性，激发他们的创造力，而且可以增强医院的凝聚力和竞争力，提高医院在市场中的整体竞争能力，进而促进医院的不断发展和效益增长。

三、构建科学合理的绩效评估机制

人力资源管理的核心在于建立完善的激励机制。人才竞争的根本是机制竞争，一个好的机制不仅可以留得住人才，而且可以充分调动和发挥人才的积极性，并创造出巨大的财富。医院要围绕以下几个方面建立激励机制：建立公开、平等、竞争、择优的选人用人制度；建立职责明确、有效放权的岗位责任制；建立科学、公正、公开的绩效考核制度；建立公正、公平、合理的薪酬管理体系；建立员工能上能下、能进能出的动态竞争机制；建立完善的福利和社会保障制度；搞好员工的职业生涯设计，为员工个人提供良好的发展空间；推行“人本管理”，培育员工的认同感和团队精神等。

医院人力资源在运营过程中的使用效率或利用效果如何，是由许多复杂因素耦合作用的结果，比如良好的用人机制、先进的激励原则的运用等。但通过制度设计和管理操作建立科学的绩效评估和薪酬结构体系来实现“激励相容”，无疑是实施有效的人力资源激励管理的最重要环节，也是构建科学的医院人力资源激励机制的核心渠道。

（一）构建科学的绩效评估机制中存在的问题

1. 评估指标单一

评估指标过于简单，对医务人员的态度等主观因素以及团队合作的有效性等方面缺乏综合考虑。

2. 评估指标没有量化

在目前的评估体系中，评估指标主要分为优秀、良好、一般、及格和不及格。但“优秀”的标准是什么，“良好”的标准是什么，“优秀”和“良好”的差距应控制在怎样的范围之内，应该用什么样的百分比进行表示。比如，对超额完成10%～20%定为“优秀”，而对完成本职工作任务的都给了“优秀”，显然缺乏科学性和公正性。这样通常会导致超额完成任务的医务人员受到打击，很可能会降低工作的努力程度。

3. 考评主体单一

实行单一由直接领导人考评的前提是考评人对下属从事的工作有全面的了解，而且能从下属的高绩效中获益，同时由于下属的低劣绩效而受损，因此能对下属做出精确的评价。但如果不满足这些条件，同时考评者又对某些下属有偏见，则很容易造成评价不客观，并且感情用事，失去了评估的公平性。在医院中，管理者往往又是某个科室的业务骨干，他们的评估就容易带有纯专业的色彩，导致立体性、公平性不足。

4. 缺乏对评估结果进行适当的比例控制

如规定原则上评估结果为“优秀”的比例不超过15%，“不及格”和“及格”的比例在10%以内，“良好”的比例为75%。对评估结果进行适当的比例控制的最大好处就是尽量避免考评者心理因素掺入所造成的偏差，因为许多考评者经常会把所有员工都评为“优秀”或“良好”以上，这便失去了绩效评估的意义。

5. 对考评者缺乏监督机制

在绩效评估中来自绩效评估者与被评估者双方都拥有隐蔽行动和隐蔽信息。对于绩效评估者来说，一方面是下属职员的评估者，另一方面是更高级别领导的被评估者。如果没有制度约束，其最佳策略是对下属评估时不应有特权。

（二）构建科学合理的医院绩效评估体系的措施

1. 将平衡计分卡应用于绩效评估

平衡计分卡是使组织的使命和战略转化为综合性的绩效评价的一种新兴管理工具，它提供了短期与长期目标、财务与非财务措施、外部与内部绩效指标间的平衡，可以促进组织各方面的发展。它的评价目标由四个方面组成：财务目标、顾客、内部经营过程、学习与成长，这四个方面构成了平衡计分卡的评价框架。该管理体现了目标管理的思路，根据外部对医院的绩效评价结果找出医院存在的不足，结合医院战略发展需要，确定医院发展年度目标，并以此进行目标分解，确定科室考核的关键绩效指标。医院建成这样的绩效评价体系后，可以将绩效评估结果与绩效工资结合起来，改变奖金分配的混乱局面，使绩效管理初步得到职工的认可。

2. 使用360度绩效考核法考核临床科主任

对被考核者实施考核的主体有以下四个：上级、下属、平行层次和病人。上级主要考核：下达指示的完成度、病人满意度、业务量、经济指标、梯队建设、人才培养等。下属考核的指标是：思想道德、个人素质、领导才能、领导艺术、人际关系等。平行层次考核的指标有：业务水平、管理水平、与其他科室的协调度等。

3. 应用关键绩效指标（KPI）的考核指标体系

KPI即关键业绩指标，是通过对组织内部某一流程的输入端、输出端的关键参数进行设置、取样、计算、分析，衡量流程绩效的一种目标式量化管理指标，是把企业的战略目标分解为可运作的远景目标的工具，是企业绩效管理系统的基础。KPI可以使部门主管明确部门的主要责任，并以此为基础，明确部门人员的业绩衡量指标，使业绩考评建立在量化的基础之上。

4. 用系统综合集成法建立绩效评价体系

系统综合集成法是一种新研究的开放的复杂评价系统，将专家体系、统计数据和信息资料、计算机技术三者有机结合。主要是通过以下几个步骤加以实施：首先，考核指标的选择，可以通过专家咨询法等选择并分类指标；其次，考核指标的筛选，可以通过德尔斐法来完成；最后，指标体系建立的技术路线：一般遵循这样一个过程，即文献调研—专家讨论—拟定调查表—

专家咨询—数据录入—数理统计分析—合理性议定—指标体系产生。在医院管理中，要完成这个目标最重要的就是实现医院信息化，这也是目前很多医院建设的热点。

5. 运用目标管理法建立绩效评估体系

目标管理也是目前国内比较多采用的指标体系，该体系要求广泛征求一线工作人员的意见，结合医院的总体目标，从以下五个方面制定一线中层干部绩效评估指标体系。

业务指标体系：包括科室的业务收支（以上年的同期收支为比较标准），病床使用率、病床周转率、药品收入在科室总收入中所占的比例等经济业务指标，其目的是评价科室的经济效益情况、工作量的完成情况、合理用药情况等。

医疗护理质量指标体系：包括查房质量、病历书写质量、护理质量、医疗纠纷及事故等，其目的是评价科室医疗护理质量水平。

服务质量指标体系：包括病人满意度、是否有服务态度的投诉、是否有乱收费等，其目的是评价科室的服务质量水平。

科室管理指标体系：包括科室行政管理、物资管理、设备管理等，其目的是评价科室的教学与科研完成情况。

科研教学指标体系：包括教学质量指标、科研质量指标，其目的是评价科室的团队效力和管理人员的管理水平。①

四、完善选人用人机制，实现人岗有机对应

医院应把聘用合同作为医院人力资源管理的基本形式，把每一位聘用人员的岗位设置清楚，做好岗位职责说明书，实行岗位管理制度。实现按需设岗、竞聘上岗、按岗聘用、合理管理。适时引进末位淘汰制度、待岗制度、人员分流制度。实行合同聘用制，要选好人、用好人，这是合理优化人力资源的关键，应该把合适的人才放在合适的位置。医院人力资源部门要做到公开、平等、竞争、择优聘用的原则，做好工作分析、岗位评价和岗位规范等工作。选人、用人，应该从内部挖潜，内部人员深知医院的发展过程，了解

①徐平．现代医院人力资源管理强化研究[J]. 财经界，2022，(12)：158-160.

医院的发展思路，人事关系和谐，工作与同事协调。无论是从内部选拔，还是从外部招聘，都应该挑选工作态度好、有敬业精神、与团队合作、学习能力强、可塑性高、专业能力强、稳定性高，能为医院长期工作的优秀人才。

五、健全医务人员培训机制，提升诊疗服务技能

现在是知识爆炸的年代，知识的发展日新月异。尤其是在科学技术领域，时时刻刻都有新科技、新技术、新知识的创新和发现。因此，医务人员必须进行经常性的培训和提高，不能因为工作繁忙、个人收入减少和医院开支增加而放弃继续学习。进修学习更应该走出国门，积极邀请知名专家进行学术交流。新技术的应用不仅是医院新的发展点，而且更是广大患者的福祉。不仅是医务人员，医院的其他工作人员也应该进行培训。进一步加大医院对员工培训的投入力度，对员工进行岗位教育、医院文化教育、全员礼仪培训、职业形象培训、技术技能培训等。员工的培训计划应该是医院人力资源管理的重要组成部分，持续的员工培训能为医院的发展提供源源不断的动力，从而提升医院的整体形象和综合效益。

员工培训要制订培训计划，这些培训包括五个方面内容：第一，岗位教育（工作任务说明书）；第二，工作核心技术培训；第三，员工自我进修、继续不断学习，掌握先进的知识和技术，开发潜能；第四，管理培训；第五，文化培训。

培训有四个层次：第一，员工层面：根据员工的行为差错记录，通过谈话及观察员工知识技能的缺陷，上级对照管理技术标准进行培训。第二，科室层面：分析科室或部门长短期需要，科室领导负责培训人员及内容。第三，医院层面：各科领导做医院培训需求计划，参考每个月的审计结果（包括服务质量、医院行为标准）。注重所有员工的技能和知识培训，并报院领导批准。培训方式是在内部、外部或出国。第四，生涯规划：员工培训计划，要确定员工的发展方向，做好员工职业生涯发展规划。

六、完善医务人员准入管理，奠定医院发展基础

医院在人员准入方面，必须严格执行相关政策规范，保证进入医院的每

一名医务工作人员都具有相应的资格和必备条件。根据医院人力资源管理的特征及其管理的特殊要求，在员工招录时一定要注意以下要求：第一是道德情操。医务人员在道德情操方面，必须高尚正直，立志保持较高水平的医疗道德。第二是仁心仁术，以人民的福利保健为己任，同情遭受疾病折磨的患者，竭尽全力为其解除疾苦。第三是精益求精，在业务上全力以赴，止于至善。第四是诚信正直，以诚待人，公正廉直。第五是齐心协力，创造交流分享、相互尊重的环境，鼓励成员之间合作、参与，相互信任，不断进步成长。第六是关心社会，造福社会，尽职尽责。

七、恪守“以人为本”理念，促进医院和谐发展

医院要实行人性化管理，充分发挥人力资源的能动性。人性化管理着眼点是人，终结点也是人，必须确定人是管理中的主导地位，医院的员工是医院人力资源管理中主客体的有机统一。人性化管理要求各级领导层必须尊重职工、关心职工、理解职工、信任职工，把员工的潜能和专长有效地发挥到极致。医院的领导应该给全院的员工创造出一个和谐、团结、协作、健康、向上的工作环境，让员工体会到工作的快乐和工作的成就感。医院的管理者要“以人为中心”，热爱他们，把他们看成医院的财富，看成大家庭的成员，与员工加强沟通，提倡员工参与医院的决策，让所有员工形成一个利益的整体。医院领导层应该知人善任、唯才是举、适才适用、适材适所，更应该以功归人、以奖励人、依法治人、以宽容人、以理服人、以信取人、以诚待人、以情感人。用信任换取员工对医院的忠诚。这样全体人员才能珍惜工作、乐于工作，达到自我实现的需求。

八、构建医院先进文化，增强医院发展动力

（一）医院文化

医院文化是以共同价值观为基础，医院全体职工所共同遵循的目标和行为规范及思维方式有机结合的总称。医院文化是医院的底蕴和灵魂，是一种价值观，是医院核心竞争力的重要组成部分。

医疗行业的特殊性决定了医院文化内涵具有根本性、层次性和整体性三

个特征。

1. 根本性

文化代表着基本的价值观念，医院文化是医院的灵魂，优秀的医院文化是比设备、资产更重要的医院财富，是医院发展的最关键因素。

2. 层次性

作为医院无形资产的医院文化，必须通过有形载体来表达和实现。杨曾宪等国内大多数学者根据文化的不同性质，将医院文化分为物质文化、制度文化和精神文化。

（1）物质文化

物质文化是医院文化中最为表浅的第一个层次，物质文化是医院文化最直观的载体，是医院文化的表象。如医院的院徽、院容院貌、院歌等能在外部直接表达着医院特征，是医院外在形象。医院环境和建筑是医院物质文化的一个重要组成部分，能够较好地体现出医院文化特征。

（2）制度文化

制度文化是医院文化的第二个层次，制度文化是医院文化建设的重点和基础。制度文化是医院精神文化的体现和外化，医院各项规章制度、医疗活动的流程程序、各种操作规范、医院管理和运作制度等均是医院制度文化。

（3）精神文化

精神文化是医院文化的第三个层次，也是医院文化的最高层次，是医院文化建设的核心内容和最高境界。精神文化是物质文化和制度文化两个有形文化的升华，精神文化的核心内容是形成医院的核心价值观和医院精神。核心价值观以员工共同价值观为基础，是医院主导思想，如培育员工的服务意识、品牌意识、质量意识、竞争意识以及市场意识。

3. 整体性

医院文化是通过医院员工这个载体来发挥作用，而绝大多数的医疗服务活动是一个整体的团队活动。医院文化是医院的灵魂，创建成熟的具有独特品质魅力的医院文化，是医院成长进步、永续发展的核心动力。

（二）建设医院文化的重要性

医院的文化体系是医院人力资源管理的一个核心内容。医院的核心价值观、医院的制度体系、医院的表象标识都与人力资源存在密切的联系，都对医院的发展、医院的效益和前途有深远的影响。医院文化是一种全院人的思想和信仰，它可以产生所向披靡的力量。医院文化是全体职工共有的态度，能够产生强大的凝聚力和向心力。医院的文化应该充满自信、做事认真、不断进取、鼓励创新。

（三）建立医院文化体系的作用

1. 向导作用

一个医院具有一个好的文化体系，可以营造出蓬勃向上、干事创业的良好氛围，可以打造出一支奋发向上、争创一流的职工队伍，对提高医院的医疗水平和核心竞争力有极大的促进和向导作用。

2. 凝聚作用

好的文化可以凝聚人心，产生无尽的动力，提升职工的自豪感和荣誉感，增加社会的美誉度。

3. 激励作用

优秀的文化可以激发员工实现自我价值，调动全体员工的积极性、主动性、创造性，实现忘我工作。

4. 效率作用

优秀的文化，可以使一个医院实现跨越式的发展。

（四）建设医院文化体系的要求

第一，优秀的医院文化是医院精神风貌的充分体现，因此医院领导必须高度重视，深思熟虑，形成一套既符合传统伦理又具有特色的文化体系。

第二，医院文化的建设必须与自己医院的特色相匹配，与社会的道德观念相融合。

第三，医院文化具有自己的独特性。

第四，医院文化要有创新性。

第五，医院必须有自己的识别标志，有一套自己的形象设计。

当今世界的竞争，归根结底是文化的竞争。有了优秀的文化，就会有强大的凝聚力、强大的创新力、强大的辐射力和影响力，国家、民族以至一个医院在相对有限且激烈的资源竞争中，就会占据有利的地位，并进而把握发展的主动权，从而实现国家卫生事业和医院的振兴。

第三章 现代医院岗位管理

第一节 医院岗位管理的相关概念

一、岗位管理基本概述

（一）岗位管理的概念

在企业的发展战略、企业的规模、企业的性质、员工的素质等因素的影响下，岗位管理就是通过对每一个岗位的分析、设计等，来进行人员的培训、考核、激励机制的一个过程。在合适的岗位上配置合适的员工，实现员工和岗位、员工和员工之间的有效配合，将人力资源的优势发挥到最大，从而为提高工作效率打好基础。

（二）岗位管理的主要内容

岗位管理的标准、评价、调整、落实等都是岗位管理的主要内容，下面就从这四项内容来进行一个详细的阐述。

首先，岗位管理的标准。每一个企业的岗位管理标准都是结合企业的性质、发展战略等因素设定出来的。具体的标准包括员工的潜能、经验、知识等方面。

其次，岗位管理的定级评价，也就是任职评价。企业对于每一个岗位的员工都要进行一次能力的评价，这也是检验员工实际能力和岗位需求是否一致的过程，通过岗位技能、员工素质等多方面的评价可以得出相应的结果，从而可以看出员工的实际技能和岗位需求标准的差距，对进行下一步的人员培训、升职等都具有借鉴性的意义。

再次，岗位的调整和管理。企业的领导层可以根据任职评价的结果，进行相关岗位标准的调整，并开发出一系列的岗位等级表、职能规划表等，来实现岗位员工的整体调整和未来的规划。

最后，岗位管理的落实和反馈。企业根据员工的任职评价结果来对员工进行相应的岗位调整，员工的留、提、用等都是根据任职评价结果来决定的。[①]

二、岗位管理基本流程与方法

为了员工的成长和发展，企业对员工进行岗位设计、分析、评价等管理，让每一个员工都明白自己的职责，为员工的绩效考核提供科学的依据。

（一）岗位的设计

岗位设计也就是工作设计，是企业根据企业发展的需求，同时结合员工自身的需求，来规定岗位职责的一个过程。岗位设计是工作内容、工作条件、薪资报酬等各个方面的一个结合，它主要的目的是满足员工和企业发展的需求。在实际的岗位设计中，企业如何向员工分配工作任务和职责，是岗位设计中面临的主要问题，一个合理的岗位设计对于提高员工积极性、提高工作效率等都具有重要的作用。

进行岗位设计的第一步就是岗位的设置。岗位设置是赋予每一个岗位相对应职能的一个过程，在管理学理论、行业特点、企业生产工艺流程等因素的作用下进行科学的岗位设置。这样才可以最大限度地体现出一个企业的经营理念和企业内部的管理水平，才可以反映出企业每一个部门工作人员的职业素质和专业技能水平。

进行岗位设计的第二步就是岗位职责的设计。简而言之，就是依据员工在工作中承担的责任和压力进行设计。在实际的岗位职责设计中要避免由于岗位职责设计不合适而引起员工工作效率降低、抱怨和抵触等现象。

进行岗位设计的第三步就是岗位工作方法的设计。在实际的工作方法设计中，领导对下级要求的工作模式、部门要求的工作模式、员工自身的工作模式等都是工作方法设计的一个范畴，一定要做到工作方法灵活多样，根据不同的工作岗位来制定不同的工作方法，切忌千篇一律。

①苏秋蓉．岗位管理方法在医院行政职能科室中的应用效果分析[J]．江苏卫生事业管理，2022，33（09）：1163-1165.

（二）岗位的分析

对每一个工作岗位进行合理的分析，是确保完成每一项工作任务的前提。岗位所需的专业技能、岗位职责等都是岗位分析的范畴。企业领导层通过对每一个岗位收集的数据进行合理的分析后，对于实际工作中如何进行设备的操作、工作的分配、程序、考核的标准等进行一个合理的安排和规划。明确每一名员工工作中的任务、工作方法等，再通过收集的数据和信息进一步来确定完成工作任务所需专业技能、职业素质等因素。

建立关键岗位的岗位说明书是企业进行岗位分析的一个核心部分。企业关键岗位制定的标准是：对企业生产经营起到关键作用或者重要的辅助作用、对企业的效益有直接的影响、关键岗位在任何时候都不会被其他岗位所替代、关键岗位的专业性强、岗位职责重大等。岗位说明书的主要内容包括：对岗位基本情况进行描述、阐明设置岗位的主要目的、规定岗位的主要职责、明确岗位的任职条件等。总的来说，岗位说明书的重点就是岗位职责明确、任职条件明确。

（三）岗位的评价

职位薪酬是企业中的基本薪酬，职位薪酬是职位价值的一个体现，在一个企业中，因为每一个职位对于企业的贡献是不同的。因此，不同的职位有不同的职位薪酬标准。岗位评价只有通过这种科学的评价体系，才可以对企业中每一个职位的价值进行合理的评价，然后根据人力资源市场的薪资标准、结合企业经营情况等来制定出每一个岗位的等级和基础薪酬标准。

在进行岗位评价的过程中，要注意以下几个问题：树立标杆岗位是进行岗位评价的核心，要成功地进行标杆岗位的设立就要让企业的第一领导重视，选取企业各部门专家组。对于每一个岗位的评价，都要保持评价的一致性，只有这样才可以对岗位的价值进行科学的判断，才可以对专家的评价结果进行有效的整合和统一，对于岗位评价系统的设计和评价的过程要进行严格的控制，最大限度地体现出评价结果的权威性。

第二节 医院护士岗位管理

一、医院护士岗位管理的现状

进入21世纪以来，为实现医疗资源的合理配置，加快推进医药卫生体制改革，国家相继出台了诸多有关岗位管理的改革措施。从目前各个医院执行的情况来看，总体上并不理想，在执行过程中，往往出现各类问题。尤其是一些大型综合性医院，改革过程中涉及的人数多、岗位多、利益群体复杂，稍有大的改革就会引起医院职工情绪的不稳定，制约改革进程。同时，在执行改革措施过程中医院自身在管理方面也存在诸多问题亟待解决。

（一）现行管理模式已不适应医院的发展需要

医院是一个特殊的医疗机构，以救死扶伤、为人民服务为宗旨。医院规模的大小设置主要由地区需求、经济发展水平所决定。而医护岗位的设置是由医院规模、组织目标、性质、业务量、服务水平等因素所决定的。特别是大的医院，一般都是集医疗、教学、科研、预防、保健、急救于一体的现代化医疗机构。有着庞大的护士队伍，这对医院岗位管理来说是一个非常大的挑战。然而当前很多医院的管理制度仍然沿用传统的管理模式，已经跟不上现代医院的发展，不能满足医院管理的需求。

（二）医院岗位设置不够合理，影响医院管理成效

随着医院规模的扩大，专业分工的细化，部分医院在岗位管理设置上仍然延续传统方式，缺乏对岗位设置前的合理评估。没有根据医院规模的发展科学合理地设置好每一个岗位，进而导致了专业技术人员严重缺编，特别是护理岗位，医院为了节约人力成本，减少护士的配备，导致工作量急剧增加，一些技术过硬的护士被调离临床一线岗位，代之以低年资护士成为临床一线的主力军，护理质量很难得到保障。由于人为因素，还存在“因人设岗”、设立“人情岗”现象，医院在岗位安排上，部分管理人员不能按照招聘制度严把人才关，来人就安排，因人设岗情况还较为普遍，因而造成了有的岗位严重缺编，有的岗位严重超编，特别是一些专业性强、护理风险大的科室如监护病房和新生儿缺编更严重，高水平的医疗服务需求和护理人员紧

缺的矛盾越来越突出。护士工作不稳定、要求调离的护士多，管理起来也非常难，人浮于事。

（三）医院岗位聘任制度不规范影响了医护人员工作积极性

规范的聘任制度，是岗位管理的关键。从目前诸多医院的人才聘任情况来看，还是以传统模式为主，而这种做法也大大挫伤了入职时间短、学历高、工作能力强的员工的积极性，使他们看不到希望，工作能力得不到发挥，不能很好地规划自己的职业发展。

（四）医院岗位绩效评价体系缺乏科学性

依据岗位的实际，建立科学的岗位绩效评价体系是岗位管理的重要保障。从当前的实际来看，很多医院仍然采用旧的绩效考核体系。由于缺乏权威的评估手段和适合医院的科学考核、评价系统，致使岗位和绩效考核体系不能有效地结合起来，造成绩效评价体系不能真正反映出医护人员的工作业绩，在很大程度上制约了医护人员工作的积极性。因此，无法将此项工作真正进行下去，因而在薪酬分配方面造成岗位风险大小一个样，干与不干一个样，干多干少一个样的局面，员工的个人工作水平及价值得不到体现。

二、医院护士岗位管理的对策

随着医院规模的不断扩大，患者服务需求的提高，为保证优质护理服务的顺利进行，医院必须打破旧的、传统的用人观念，建立科学合理的护士岗位管理体制。

（一）客观进行岗位梳理分析，加强组织领导

医院要根据改革的文件精神，对当前医院的护理人员进行梳理，确定护理岗位和非护理岗位。分清什么岗位需要护士、什么岗位不需要护士，另外分清哪些岗位需要什么级别的护士来完成。同时，由于相同专业科室较多，护理部还要根据对现有工作状况的分析研究，梳理各科室护理岗位数量。要加强组织领导，为了推进改革进程，完善护士岗位管理体系，医院要成立专门领导小组，针对医院的实际问题，制定医院护士岗位管理工作实施方案及各种配套的文件。

（二）科学地设置岗位

岗位管理是医院管理的基础，要做好医院管理，必须进行科学的岗位设置。因此，随着现代化的发展和管理要求的不断提升，医院要充分做好调研工作，科学地设置岗位。具体而言：一是要科学区分岗位类别，明确岗位的性质。区分岗位类别是岗位设置的基础，设置医院所有岗位时都要从医院总体发展出发。二是要科学编制职位说明书。科学的岗位设定应该依据医院发展目标、医院的规模、医院的收治范围及医治疾病的能力，同时依据能完成正常的工作，且兼顾临床教学和科研，制定出岗位说明书。三是明确岗位分级，优化人力资源配置。依据岗位风险、工作量、工作性质、能力要求、技术难度等对科室护理岗位进行分级。这要求我们遵循工勤技能人员、管理人员及专业技术人员的客观成长规律，让他们有用武之地，重视各层次的员工队伍的发展，切实提高用人的质量。

（三）实行严格的护士岗位聘任制度

医院要实行公开岗位聘任制度，使岗位聘任工作逐步规范化、制度化，进而实现培训、监督、考核评价方式的多样化。岗位聘任包括以下几个阶段：第一，成立考评组织阶段；第二，个人申报阶段；第三，科室评议及推荐阶段；第四，考核阶段；第五，竞聘结果公布阶段。只有这样，才能搞清楚岗位设置与岗位聘任之间的联系。

（四）建立科学的岗位绩效评价体系

岗位评价将有助于建立高效的绩效管理体系，应依据科学的方法、可靠的数据、简便的可操作性对护士所在的岗位进行评价，对护理岗位的评价依据科室的分类、岗位的风险系数、护理技术难度、护士的工作量、工作质量、病人的满意度、出勤率等绩效指标进行评价。科学的岗位绩效评价体系，不仅能使临床医护人员的积极性充分发挥出来，而且能促进专业技术人才队伍的建设与发展，更好、更快地实现医院总体发展目标。

第三节 医院岗位的评价管理

一、岗位评价的概念

（一）岗位评价的内涵与特点

《薪酬管理》中对岗位评价的定义，指系统确定的组织内岗位之间的相对价值，并为组织建立一个岗位结构的过程。它是以工作内容、技能要求、对组织的贡献、组织文化及外部市场等因素为综合依据的。岗位评价基于这样一些假设：第一，根据岗位对组织目标的实现所做出的贡献大小来支付薪酬的做法是合乎逻辑的；第二，在基于员工所承担岗位的相对价值来确定员工报酬的情况下，员工会感到比较公平；第三，组织能够通过维持一种基于岗位相对价值的岗位结构来促成组织目标的实现。陈庆等认为岗位评价是指以具体的岗位为评价客体，通过岗位责任的大小、工作强度、所需任职资格条件等进行评价，以确定岗位相对价值的过程。边文霞认为岗位评价是根据岗位分析结果，设计一定的评价程序和衡量标尺，结合有代表的多个评价人的意见。因此，岗位评价标准、评价程序和评价者是岗位评价的关键要素。

基于上述各种不同的定义，岗位评价的特点可以归纳为以下几点。

1. 对岗不对人

岗位评价的对象是医院中客观存在的岗位，而不是任职者。岗位评估虽然也涉及员工，但它以岗位为对象，即以所担负的工作任务为对象进行的客观评比和估价。岗位的“事”是为了作为医院工作的一个组成部分而客观存在的。由于岗位的工作是由任职者承担的，虽然岗位评价是以“事”为中心，但又离不开对任职者的总体考察和分析。在实践中这种特征表现为：一是做同样工作的员工应领取统一的岗位工资；二是岗位评价只与岗位工作有关，与任职者的业绩无关。

2. 相对价值

岗位评价衡量的是岗位的相对价值，而不是绝对价值。岗位评价是根据预先规定的衡量标准对岗位的主要影响要素逐一进行测定、评比和估价，由此得出各个岗位的量值。这样，各个岗位之间也就有了对比的基础。在这里，尤其需要强调的是“相对”这个概念。因为医院的情况是随着发展而变化的，发生变化的时候，医院内的岗位之间的价值也可能发生变化。

3. 多项因素

岗位评价是通过工作内容、技能要求、岗位责任、工作强度、工作环境、所需任职资格、对组织的贡献等多项因素为综合依据，对比分析各岗位在这些因素上的差异，从而对岗位的相对价值进行判断。

4. 多种技术

岗位评价技术涉及人力资源管理学、组织行为学、卫生学、劳动心理学、统计学、信息学知识等多方面的知识。过程中综合运用排列法、分类法、要素计点法、要素比较法、访谈法、专家咨询法、问卷调查法等多种方法对岗位进行准确的评价，从而得到公平公正的结果。

（二）岗位评价的原则

岗位评价的原则是整个岗位评价过程中必须遵守的一些行为规范与指导思想。为确保岗位评价的准确性与公正性，要遵循以下几个原则。

1. 一致性原则

岗位评价应当在人员和时间上保持一致，保证评价结果不受无关因素的干扰。只有当两个人及更多人对同一项岗位评价结果相似，或者同一个人在两个以上不同场合做出的评价结果相似时，才能说明评价的一致性。实际上，可以把一致性看作评价结果的方差问题，方差越小，一致性越高，结论就越可靠；反之，则一致性越低，结论越不可靠。

2. 客观性原则

岗位评价的过程中不能牵扯评价者个人的利益，更不能有政治考虑及个人偏见的存在。只有这样，才能使岗位评价的操作者保持客观的态度，控制个人主观态度对评价结果的负面影响。

3. 弹性原则

岗位评价在医院的实际操作过程中不是一项可以一劳永逸的工作，随着医院外部环境的变化，一些调整在所难免，因此医院应设计对不准确或过时评价进行修正的机制。人力资源管理部门应阶段性地检查并更新岗位评价的结果，员工也应该被授予对其所从事岗位的工作评价进行反馈和质疑的权利，可以在不满意时向制定机构或个人对评价结果提出意见。

4. 代表性原则

在岗位评价的过程中，要确保岗位评价委员会的代表性、被评价岗位及其评价要素的代表性以及评价结果对工作价值的代表性。总之，就是要使得评价结果在最大限度上获得员工的支持与理解。

5. 准确性原则

岗位评价的评价分数必须以准确的岗位信息为基础，以正确的处理为过程，以精确的计算分数为结果。这就要求评价人员对所评价的工作理解透彻，态度端正，工作认真，方法科学，运用正确。①

二、岗位评价的作用

（一）有利于医院战略有效实施

医院战略发展需要的核心能力决定医院岗位评价方案的核心内容。岗位评价方案的确定，需要系统地理解医院发展战略以及适应发展战略需要的核心竞争能力，从中提炼出医院认同的评价要素。同时，岗位评价过程能强化医院职工对岗位权责的认识，医院与职工建立明确的心理契约，医院通过岗位评价使得医院的战略意图得以有效传递，从而支撑医院战略的实施和医院目标的实现。

（二）有利于完善医院薪酬管理制度

岗位评价是科学的薪酬管理工具，岗位评价对人力资源管理的首要作用是解决薪酬内部公平性的有效方法，在医院内部实现真正的薪酬与岗位贡献挂钩。为了实现医院薪酬制度的内部公平性，医院可在进一步健全和完善岗位说明书的基础上，开展由医院领导和员工代表参与的岗位价值评价，根据岗位评价的结果确定岗位等级及其系数，将医院各类人员岗位工资拉开档次，让员工看到自己薪酬发展的方向，增强医院薪酬的长期激励作用。突出医院薪酬的杠杆作用，坚持按岗定薪、易岗易薪，将员工的薪酬与其岗位价值、岗位责任和工作绩效紧密挂钩，适当拉开收入上的差距，使收入分配向核心、关键人才倾斜，向风险高、贡献大的岗位倾斜，真正实现按劳分配和

①杨振宙．公立医院人力资源管理创新研究[J]．山西财经大学学报，2020，42（S1）：46–48.

按生产要素分配相结合，增强医院薪酬分配的内部公平性，建立收入与贡献的高度关联，提高薪酬制度的内部公平性和满意度。

（三）有利于提高员工的工作效率

通过岗位评价，可以明确各个岗位的类别、系统、等级的高低，使工作性质、工作职责一致、工作上所需资格条件相当的岗位都归于同一等级，这样就能保证医院在对员工进行招聘、考核、晋升、奖惩等管理时，具有统一尺度和标准。首先在招聘与录用方面，岗位评价可提供医院选拔制度设计依据，可作为员工工作指派的参考，作为遴选、升迁和调动员工的依据，也可作为员工职位合理组合的参考，使人才选拔、升迁有一定的合理顺序；其次在培训开发方面，可作为规划员工训练之依据，可作为员工职业生涯发展之参考，也可作为规划员工绩效考核之依据。总之，岗位评价能让员工明确自己的职业发展和晋升途径，便于员工理解医院的价值标准，引导员工朝更高的效率发展。

（四）为定岗定编提供依据

岗位评价为医院规定各岗位的劳动定员定额水平，合理核定工时或定量定额提供了客观依据。通过岗位分析和岗位评价，可以建立起排列有序的岗位体系，使每个具体岗位都能在该体系中找到相应位置，从而确定医院的岗位数量和任职者人数及构成，为定编定员提供依据，并准确揭示每个岗位的工作性质、特征、责任大小、技术难易、任职者所需资格等岗位特点和任职条件，为人员管理提供标准。

三、岗位评价方法

常用的岗位评价方法，大致分为四种：排序法、分类法、要素计点法和要素比较法。前面两种方法属于非分析类、定性的评价方法，主要是针对工作间的比较，而不考虑具体的岗位特征。后面两种属于分析类、定量的评价方法，主要侧重于对岗位特征的分析，详尽阐明岗位评价项目及其等级定义，可以确定每个职位的评价分值，以此进行比较，属于定量的研究方法。

（一）排序法

排序法是一种最简单的岗位评价方法，由评价人员凭借自己个人经验和工作描述，根据总体上界定的岗位的相对价值或者岗位对组织成功所做出的贡献来将岗位进行从高到低的排列。排序法具体可以分为三种类型：直接排序法、交替排序法和配对比较排序法。排序法具体实施的程序如下。

1. 获取与岗位有关的信息

通过岗位分析，对岗位进行清楚的描述，包括岗位的目的、职责、权限、工作关系、在组织中的位置等信息。同时对岗位所需要的任职资格标准进行分类，明确岗位所需要的教育水平、经验、专业知识和技能的广度和深度等，要使得对岗位的排序能够建立在一个比较客观的基础上。

2. 选择评价人员

医院需要选择受管理部门和工人认可的人员作为评价人员，既要有管理部门推荐的，又要有员工代表。他们应该接受有关测评方法的培训，消除偏见，对各职位工作有一般性的了解。

3. 制定测评标准

在实际应用过程中，评价人员也是在某岗位任职的人员，必须克服因本位主义造成的个人偏见，对全部工作岗位评价有一个公正的态度。评价人员应选择一组测评项目，确定自始至终的测评程序。评价的项目可包括工作的困难程度、工作责任等。这需要在工作岗位资料的基础上进行。

4. 进行岗位分级

医院进行岗位分级，可以采用卡片法、纸板法、配对比较排列法、轮流排序法对各个岗位进行对比，区分各个岗位的等级。

5. 形成岗位序列

岗位评价的最终结果是要形成所有岗位的等级顺序即岗位序列。由于排序法是一组评价人员相对独立地进行工作，所以，为了确定最终的岗位等级顺序，就必须把各评价人员的评价结果综合到一起，根据综合分数进行比较。

排序法相对简单，成本较低，结果直观，但是主观误差较大，适合于小规模组织、岗位数量较少、评价者对岗位了解不是很充分的情况。

（二）分类法

分类法，又称等级描述法或归类法，是在岗位分析的基础上，实现确定等级的数量和结构，然后根据岗位的工作性质、特征、繁简难易程度、工作责任大小和人员必须具备的资格条件等，对每一个等级分别进行描述，再按照等级的定义将所有岗位分配到相应的等级中去。这种方法的关键是对等级进行定义，保证不同的等级之间具有明显的差别，便于岗位的归类。常见的方法有自主时间段法、决策法和卡片法。分类法具体实施流程如下。

1. 收集岗位资料

为了划分岗位的等级，必须掌握每一个岗位的详细资料。每一个岗位有关工作任务和义务的说明材料都应事先准备出来。在评价项目确定之后，有关这些评价项目的岗位说明材料也应准备好。

2. 划分岗位等级

在收集了必要的工作岗位概要和其他有关资料的基础上，将各个岗位划分为职业群，然后将职业群进一步划分为岗位系列。例如，专业技术岗位、管理岗位和工勤技能岗位。最后，将各岗位系列进一步划分为岗位等级。

3. 编写岗位等级说明

对于每一个等级都应编写一个简要的说明，以便为具体决定把某一岗位划入某一等级提供指导标准，岗位等级说明中应包括工作的任务、类型和特点。岗位等级的数目需要能容纳已确定的各个职业群，而且也依赖于工作任务的范围、种类以及机构内部的工资和晋升政策，还需要与工会或员工代表进行经常性的磋商之后确定。一般来说，设置7～14个等级即可适应大多数工作职位。当然，不同的职业群在等级数目上可能是不同的。

4. 岗位归类

在岗位等级数目和说明准备好之后，应把机构内部所有的岗位划入适当的等级之中。可以把工作岗位概要与岗位等级的说明进行对比，以区分哪一个特殊的岗位或岗位应进入哪一个等级比较合适。为准备等级说明专设的委员会可以监督这一划分等级的过程。或者由人事部门的岗位分析专家把岗位划入相应的等级，而由委员会专门处理比较复杂的问题和划分过程中人们反映不公平的问题。分类法简便易行，整体感强、有较强灵活性，但是对于岗位确定等级存在一定的难度，评价结果比较主观，比较适用于存在大量相似岗位的组织。

（三）要素计点法

要素计点法也叫要素评分法，是一种比较复杂的量化岗位评价方法，并在评价标准明确、评价指标客观、评价过程通俗易懂、适应性强等方面具有优势。它首先要确定为了评价岗位价值需要运用哪些评价要素，然后再根据要素程度差别对每个评价要素进行等级划分和释义，同时赋予每个评价要素一定的权重，赋予每个评价要素等级不同的点值。这样岗位评价者就可以把所评价岗位在每个评价要素上得到的点值进行加总，就可以得出所评价岗位最终获得的总点值，最后再根据每个岗位的总点值大小对所有岗位进行排序和定级，划分岗位薪酬等级的范围，并明确每个岗位的薪酬级别。具体的应用步骤如下。

1. 确定评价范围

确定评价范围取决于组织的近期成本与长期成本。对于一个限制性的岗位范畴，比如整个医院、某个科室或管理岗位，制定一个方案是可能的且相对容易。然而，从长远看，为医院里的所有岗位制定一个方案则更有效。因为通常对一个特定部门的评价方法和程序并不一定适用于其他部门，因此整个程序必须再次变更。为整个医院设计一个统一的方案从总体来看更加合算。

2. 选取评价要素

评价要素能合理地适用于一项评价方案的评价指标的数量通常在5～25个之间。目前，在评价要素方面的研究已经有很多可用的成果，可以借鉴，关键问题是选取工作，具体选择哪些评价要素是需要评价委员会根据需要决定的。选取评价指标要遵循以下原则：评价要素必须能够区分不同岗位之间的价值，评价要素是有价值的且与所有岗位有关，评价要素之间在意义上不能有重叠，评价要素必须同时满足组织和员工的需求。

3. 界定要素等级及其定义

每个要素代表整个岗位价值的一个方面。为了使评价人员明确使用同一标准，这些要素必须明确。定义包括标题和对标题词或短语的意思的正式表述。要素必须按等级打分，而等级是完全不同的，以使评价人员能在评价岗位时比较容易地发现岗位之间的差异。等级水平或要素等级必须被确切定义，以保证评价人的打分相一致。所以，等级应该定义得真实客观而不模棱两可，而且等级的数目应尽量少。

4. 确定评价要素权重

不同要素的权重代表其对总体岗位评价结果的贡献程度或者所扮演角色的重要性程度。不同的评价要素所占权重大小对最终的岗位评价结果会产生很大影响，它实际反映了一个组织对岗位重要性的根本看法。这种权重的划分不仅与组织所在的行业、技术、市场等特点有关，而且与一个组织的战略、文化和价值观有关。通常采用经验法和统计法进行权重确定，确定了各要素的权重后，可以进一步确定岗位评价体系的总点数及其各要素的点数，然后通过算术法或几何法确定每一个要素在内部不同等级上的点值。

5. 建立岗位评价模型

为了使评价人员的评价工作可信度高，系统性强，建立规范的岗位评价模型很重要。岗位评价要素及其定义、等级标准、要素权重分数等都包括在岗位评价模型里。必要的信息附加项目如岗位分析资料、部门、管理者、工作任职的背景资料等也可加入。

6. 评价岗位等级

一旦岗位评价模型完成了，就可以开始进行评价。在这个过程中，评价者需要考虑被评价岗位在每一个评价要素上实际处于哪一个等级，即获得每个评价要素的点数。最后将所有评价要素上的得分进行加总就可以得到所评价岗位的最终评价点数。

7. 确定岗位等级结构

待所有岗位的评价点数或分值都计算出来后，按照点数高低加以排序，然后根据等差的方式对岗位进行等级划分，制定岗位等级表。至此，岗位评价的工作基本完成。

要素计点法，在评价标准明确、评价指标客观、评价过程通俗易懂、适应性强等方面具有优势。但要素计点法需要花费大量的时间和成本，缺乏对评价要素的明确原则，从某种程度上会加大对员工解释和沟通的难度。要素计点法适用于大规模的组织中的岗位。

（四）要素比较法

要素比较法是一种量化的岗位评价方法，它实际上是对岗位排序法的一种改进。这种方法与岗位排序法的主要区别是岗位排序法是从整体的角度对岗位进行比较和排序，而要素比较法则是选择多种评价要素，按照各种要素分别进行排序。要素比较法基本的实施步骤如下。

1. 获取岗位信息，确定评价要素

首先要求评价者必须全面地做好岗位分析，同时，还需要确定对岗位进行比较的评价要素。要素比较法通常需要3~5个评价要素，包括脑力要求、技能要求、职责和工作环境等。

2. 确定关键岗位

这是要素比较法的基础，因为整个方法都依赖于关键岗位的内容及其与之相应的支付额。米尔科维奇和纽曼提出了关键岗位的一些特征，具体包括：工作内容为人们所熟知，必须得到当事人的赞同以及在一段时间内保持相对稳定。除此之外，它必须还包括评价项目的所有方面，最后，其岗位的支付率一般要为管理者及其职员所接受，各工作间的工资级差要保持相对稳定，尤其是要为确定工作的社会劳动市场所确认。没有一个明确的原则说明需要多少个关键岗位，它们的数量依赖于被评价的关键岗位的规模及差别程度，通常需要确定15~25个关键岗位。

3. 关键岗位等级化

每一关键工作都要单独地评价出每一评价要素的等级，这项工作通常由专门委员会及从事这项工作的人员来完成。对于各要素之间差别的判断，一般通过吸收小组成员讨论的观点以求意见的一致。

4. 支付率分配

为了确定每一要素等级的支付额，委员会要首先确定关键岗位各评价要素所应得的支付额，这就要以该评价要素对某一特定关键岗位的重要性大小为基础。

5. 确定关键岗位的支付额

要素比较法的关键在两方面：一方面是要素的评价，另一方面是每一项要素应得报酬的确定。当对各关键工作的等级划分有明显的意见分歧时，就由委员会重新核定其等级。如果通过调整一两个等级后，意见仍不能达成一致，那么这种岗位就得从关键岗位系列中取消。

6. 要素比较表格的制作

要素比较表格是要素比较法的重要工具，其他岗位都可以与关键岗位的各评价项目进行比较确来定自己的等级。每一岗位的薪资额可由分配给该岗位每一评价项目的价值相加而得，关键岗位每一个要素收入额的分配则需要委员会仔细讨论决定。

第四节 新医改背景下医院岗位管理

一、要树立起正确的人力资源管理理念

要真正落实医院的人力资源管理，树立起正确的人力资源管理理念是基础。在医院中做到这些，就需从以下几个方面把握：第一，在医院中人力资源占据着重要的地位，所拥有的其他资源都应该在人力资源的带领下实施。第二，知识经济时代，竞争的关键在于人才的竞争，同时也是一个人才主权的时代，即人才有选择工作的自主权和决定权。因此，医院要从人才的利益出发，尊重人才，吸纳人才，通过自己的真诚来赢得人才的信任和支持。第三，高素质且优秀的人才为医院创造的价值远远大于自己所获得的报酬。因此，这样的人才是医院最渴望的。[①]

二、建立健全绩效考核制度

在对医院岗位进行管理的时候，要把绩效考核作为重要的参考依据。一般而言，绩效考核就是在医院经营管理目标的基础上，通过制定系统且规范的方法对员工在实际工作中的工作能力、工作态度等进行合理评价，同时使这些人力资源管理有利于实现医院经营目标。通过建立科学、公正、公开的绩效考核制度，对职工进行客观、公正的绩效评价，强化了医院的竞争机制，在人才、学科、科研等方面奖优罚劣，强化了职工的经营意识，增收节支，减负增效。同时加强了内涵建设，增加医院在特色专科、科技水平、拔尖人才、优质服务等方面的发展，促进效益不断提高，并且部门目标、个人目标和医院的经营战略目标得到了高度统一。

①高琪，高璐. 公立医院岗位管理及对策探讨[J]. 医院管理论坛，2019，36（10）：5-7.

三、建立健全公平公正的薪酬制度

简而言之，建立起公平公正的薪酬制度就是指科学地制定薪酬制度、绩效考核等，从而真正体现出按劳分配的原则。同时在分配薪酬的同时要结合员工的工作态度、工作业绩及工作能力，这样就会使薪酬制度在内部具有公平性，在外部具有竞争性，同时还可以充分调动广大员工工作的积极性。

四、建立公平的用人制度

在聘用人才的时候，要坚持公开、公平和公正的原则，不仅要从内部选拔人才，还要敢于向社会公开招聘。在内部选拔人才的时候，既要重视人才的能力，又要看重人才的基本素质、发展潜力。在向社会公开招聘的时候，要敢于打破行业和地区的界限，增加透明度，真正地实现选拔人才的公平和公正。

第四章 现代医院薪酬管理

第一节 医院薪酬管理的现状及改革

一、我国医院薪酬管理现状分析

（一）薪酬管理结构

医院是为患者排除疾病痛苦的圣地，其在社会中的地位不容忽视，是维持社会安定、和谐、健康发展的重中之重。当前，我国在医院薪酬管理方面，其管理结构相较于传统的模式发生了一系列的转变。在基本薪资中，会涉及岗位工资、职务类工资、绩效性工资，而津贴则是车费补贴、科研项目津贴或医疗津贴等。绩效则是根据职工的工作量或工作能力予以发放，职工必须经过技术、岗位以及医疗工作的全面考核，且取得傲人的成绩才可获得。相较于传统的医院薪酬结构而言，现阶段的薪酬管理结构已经逐渐发展成熟，分配结构逐渐呈现人性化的趋势，象征着我国医疗事业发展逐渐走向系统化。

（二）薪酬管理制度

医院的医务人员较多，人员结构相对复杂，开展薪酬管理制度是必不可少的，其是规范与制约薪酬合理发放的关键。从目前医院薪酬管理的形式来看，薪酬管理制度的确立，缺乏威严性，制度的构建流于形式。例如，在医院内部，工作成绩不佳、与领导关系走得近、关系好的职工所获得的工资相当可观，但是努力奋斗、与领导关系疏远的员工获得工资少，薪酬发放缺乏合理性，职工对医院的贡献与其薪酬发放不成正比，久而久之，会让职工产生心理上的不平衡，埋怨声此消彼长，不利于医院的管理。从以上案例中可透露出，医院的管理制度缺乏公平性、公开性与透明性，存在暗箱操作的行为，运用此薪酬管理制度是无法留住人才的，这也是当前制度有待完善的关键问题。[①]

二、我国医院薪酬管理的改革措施

（一）建立完善的薪酬管理制度

面对当前我国医院薪酬管理的现状，加强薪酬管理的有效改革是关键所在。建立完善的薪酬管理制度是首要任务，新时期，薪酬管理制度的改革应充分体现公平性、透明性与人性化，充分考虑医务人员的利益，提倡以人为本的理念，构建更为完善的薪酬管理制度。薪酬管理是医院人力资源管理的重要组成部分，是提升职工积极性的关键点，应紧紧抓住职工的心理诉求，留住人才，为医院事业的发展“添砖加瓦”。薪酬管理制度的确立，应保证薪资发放的规范性与合理性，以职工对医院的贡献率来衡量其薪资，坚持薪资发放与职工的贡献率成正比。此外，应强化医院全体职工的监督，薪资发放时应将薪资分配表进行共享，并对每个员工的表现进行备注，供全体人员监督，实现薪资管理的透明性与公开性。

（二）构建全面的绩效考核制度

薪酬管理与绩效考核具有很强的联系性，为了强化薪酬管理的规范性，加强对绩效考核工作的重视是关键。传统的绩效考核制度仅仅局限于对最终工作成果的评比，其缺乏人性化与公平性，仅仅是通过一定期限内的工作成绩来衡量医护人员的个人价值是远远不够的。因此，为了增强薪酬管理的人性化，应对绩效考核进行人性化的管理，构建全面的绩效考核制度，在其中加入面谈环节，而且要强化反馈机制的构建。在反馈机制构建方面，应充分考虑职工的实际情况，将职工的考核结果以书面或电子的形式反馈给本人，让其了解自身的薄弱点，明确自身获得相应薪酬的原因。通过结果的有效反馈，职工会逐渐得到改善，那么其所对应的薪资也会发生变化，这样也有利于激发职工的积极性。另外，在绩效考核中应安排一定的面谈内容，及时了解职工的真实情况，进而获得有效的信息。基于人性化的考量，给予职工发放合理的薪酬，既能实现绩效考核水平的全面提升，也可促进薪酬管理水平的全面提升。

①黄育苹．医院岗位管理制度建设实践[J]．现代国企研究，2018，（14）：145+147.

（三）强化政府部门的资金投入

医学事业对于国家来说具有重要意义，其中医院属于公共事业，旨在为国民解除疾病痛苦，维护国民的安全与健康。为了支撑国家的医疗事业，政府部门应大力支持医疗工作，为了更好地优化内部薪酬管理体系，应加强对医院的资金投入，严格规范合理的薪酬分配与发放制度，并为医院提供诸多医疗器材与设备支持，对医院资金投入结构予以合理的调整。应充分发挥医院为公共民众服务的特点，优化政府的财政补偿机制，对现阶段的公共卫生类事件开展政策性的补贴。医院内部，医生的技术能力存在差异。为此，医院应根据医生的资格、技术能力、接诊情况等对医生的薪资进行分配，可大幅提升医生工作开展的积极性，是薪酬管理结构不断优化的一个重要内容。

第二节 公立医院薪酬管理的组织原则

一、完善绩效考核体系

（一）强培训、转观念

由于医院推行绩效考核的时间较短，而且面临着不断变化的形势，因此人力资源管理者必须不断更新知识，及时掌握先进的绩效考核信息，才能达到新时期医院绩效考核工作的要求。但是现实中，医院人力资源管理者的知识陈旧，缺乏先进的绩效考核专业知识，大多数人力资源管理者仅仅停留于人事管理层面，在绩效考核细节的处理方法上没有与人力资源管理进行良好的对接。还有些医院人力资源管理者是从医疗、护理人员中选调出来的，不具备人力资源管理的专业知识和基本技能，无法科学运用绩效考核进行管理。因此，必须加快对医院人力资源管理者的培训工作，对于绩效考核涉及的知识、人力资源管理的技巧、医院的人力资源管理其他方面知识等都必须进行系统的培训，只有人力资源管理人员的专业素质与综合素质提高了，才能促进医院职工绩效水平以及医院整体绩效考核水平的提升。

通过绩效考核发放的绩效工资和奖金，是职工医疗服务的质量和数量、患者满意度、医德医风、科研教学、成本核算、业务学习、工作态度等综合情况的反映。有一部分职工虽然工作数量多，但绩效工资不一定比综合情况好的职工多。这些职工的观念还停留在奖金的多少是以工作量的多少、科室收入的高低来衡量的水平上。这种观念是多年形成的，有些观念根深蒂固，不可能在短期内通过举行几次培训、进行几次动员、开几场座谈而能改变的，改变过来需要大环境的形成。现在政府推进工资制度改革，为医院实行绩效考核提供了一个好的契机。医院领导班子要统一思想，共同参与，扎扎实实地做好职工的思想工作，进行耐心细致的解释说服和教育工作，以帮助职工转变思想观念，引导职工正确对待并积极支持绩效考核。

（二）建体系、重管理

一套科学、容易操作的绩效评价体系直接关系到绩效考核结果的优劣。若指标设置模糊，评价起来弹性就大，很容易引发人为偏差或人情考核。在制定绩效评价体系的过程中，要选派一定数量的被考核对象参与进去，充分听取各方面的意见和建议，把医院的战略管理目标与职工个人目标相结合。要从医院的实际出发，注重个性，分清重点，把握好度，准确设置关键业绩指标数量，使考核结果既体现科学性又具有可操作性。同时，还要注重部门之间指标的均衡，避免不同部门之间或岗位之间的指标值考核出现“责任大的部门考核结果差，责任小的部门考核结果好”等不公平现象，造成员工失去信心并产生抵触情绪。

按照国家关于医院要遵循公益性质和社会效益原则，坚持以病人为中心，优化服务流程，规范用药、检查和医疗行为的改革意见，今后医院将承担更多的社会责任，体现更多的社会效益并更多地体现“以技养医”。因此，医院的绩效考核评价体系应该与时俱进，注重在实施过程中调整、修正考核指标存在的问题，并按照新时期医院管理的标准做出顺应时代的改变，其中包括指标的设置、权重及操作方式等。有些指标经过几年的运行，通过加强管理，职工都能很好完成的就可以减掉或权重减轻，而对一些不断出现的新问题的指标就要增加或加大权重。

（三）助考核、显作用

医院绩效考核指标的直接执行者是广大一线的职工，一线职工执行能力的大小、执行效果如何将决定医院的整体业绩。从主观上讲，医院职工都想尽自己的努力做好本职工作，取得好的绩效成绩，拿到好的绩效工资和奖金，但是受主客观因素的影响和制约，有些职工在执行过程中可能会有困难，不能很好地按照绩效指标体系的标准和要求做好工作。因此医院人力资源部门，特别是科室主任、班组长就要做具体工作的指导者，为职工清除工作中的障碍提供帮助、支持和指导，并激发职工的主观能动性，与职工一起共同完成绩效目标，从而实现医院的远景规划和战略目标。可以说，医院绩效考核工作是考评者和被考评者良性互动的系统工程。

在医院领导、中层干部和职工三个层次中，被考核的主体部分是职工，职工的直接领导（科主任、班组长等）是最了解各科室、部门或每个岗位职工的工作绩效和完成任务的执行能力的人。因此，医院不同层级职工的直接领导者应该承担绩效考核的主要责任，这样能最大限度地减少考核的偏差。医院每个科室主任都是一个独立科室绩效考核的组织者，既要负责下属员工的绩效考核，同时还要承担对直接下属绩效指标的设计、沟通、考核、反馈、奖罚等工作。医院人力资源部门的工作主要是制定绩效管理政策、方案和制度，做好辅导，监督绩效考核流程正常运行与成绩汇总等工作。因此，医院绩效考核中科室主任的地位十分重要，要充分发挥科室主任在绩效考核中的作用。

（四）重平常、求公正

医院绩效考核工作涉及的内容多、持续时间长、要求细致，相关管理人员尤其是科室主任应该坚持做好与绩效考核相关的日常记录工作。实质而言，绩效考核中的目的与医院日常管理的核心具有一致性，考核指标设置与医院管理细则也存在相关性。因此，在具体操作时，应该把绩效考核同日常管理进行结合，用考核记录来帮助日常管理，而不是将绩效考核当作工作负担，除非到了需要考核的时候才来补记录，敷衍了事，为考核而考核。这样不但导致对于职工绩效的考核缺乏科学性，同时也造成在绩效沟通与反馈时缺乏足够的证据对职工进行说服。

医院绩效考核的结果一般是以量化的百分制分数的形式来表现的，分数的高低直接决定着职工的绩效工资以及奖金等。如何获得一个相对准确客观的分数结果，使打分尽可能准确地反映出职工的实际工作绩效就显得十分必要。

要准确客观地进行打分，就需要严格依据考核指标，对考核进行中的相关记录进行认真分析并加以参照，准确计算各个指标对应的得分并进行累计，对所有的步骤都应该认认真真地执行，尽可能地减少考核打分过程出现的伸缩性与主观性。要用制度约束考核者的行为，使其真正对事不对人，成为绩效考核评价环节中无可挑剔的一环。①

二、绩效管理工具的选择

（一）目标管理法（MBO）

目标管理法是指按照组织预定的管理目标，检查、考核以及评估企业领导人以及员工绩效的一种方法。该方法与KPI相结合，是现阶段应用较广泛的一种绩效考评方式。其基本程序包括：第一，监督者与员工一起确立考评应实现的工作目标；第二，在考评时，监督者与员工应该按照业务以及环境变化对目标进行修改与调整；第三，监督者与员工一起确定目标实现与否，然后就失败或成功的原因进行讨论；第四，监督者与员工一起对下一考评期内要实现的工作目标与绩效目标进行制定。

在目标管理法中，绩效考核人的身份是顾问与教练，而员工则是积极的参与者。因此，员工能够获得一定的满足感，工作的能动性与创造性都得以提高，进而使得工作目标与绩效目标能够顺利实现。

在运用此种方法的过程中，不要单纯注重目标实现的结果，而是要侧重绩效目标达成的过程，只有这样才能够使员工把精力更多地用于长期目标的实现上，才能有助于企业的可持续发展，而不是过多地追求短期效应。

（二）360度考核

360度考核是指对于员工工作行为的考核主体不单是其上级，还包括其周围的所有的人，即除了上级，还有下级、同事、客户以及员工本人。这种全方位的绩效考核更加公平、公正以及公开。

360度考核系统通常是由几个栏目构成的，经过上述相关考核主体进行被考核人的调查问卷填写，然后通过计算机进行所有的反馈信息的统计汇总

①康廷星．浅析公立医院薪酬管理的内控风险[J]．经济研究导刊，2024，(01)：99-102.

以及分析，最后计算出考评结果。

在运用360度考核时，由于所收集的信息量庞大，要是企业人数较多，那么就必须通过一个良好考评系统来进行支撑与运作。所以，这种考核方式花费的时间较多，所需的费用也大。另外，在对考核主体进行选择时，必须注意科学选择，使真正与被考核人有关的人员入选，而且应该加强对他们的培训，增强考核的科学性与客观性。

（三）关键绩效指标法（KPI）

关键绩效指标（KPI）是把企业的战略目标进行分解的工具，是企业绩效管理系统的基础。它通过对企业的战略目标进行分析，可用鱼骨图分析法将战略分解成几个关键领域，并设定关键领域的绩效指标。KPI可以使部门主管明确部门的主要责任，并以此为基础，明确部门人员的业绩衡量指标。建立明确的、切实可行的KPI体系是做好绩效管理的关键。确定关键绩效指标时，应把握以下几点：①把个人和部门的目标同公司的整体战略联系起来，以全局的观点思考问题。②指标一般应比较稳定，如果业务流程基本不变，则关键绩效指标也不应有较大的变动。③关键指标应当简单明了，容易被执行者理解和接受。④应符合“SMART”原则，即“S”指目标要具体；“M”指目标要量化，这样才能够衡量；“A”指制定的目标通过努力能够实现；“R”指目标要与员工岗位业务相关；“T”指完成目标要有具体的时间限制。

KPI通过与MBO、BSC等绩效管理方法相结合，可以组成不同的绩效管理体系，目前在很多企业内都得到了很好的运用。

管理工具的使用最基本的是要根据组织架构、面临的问题以及人员构成等具体情况进行有效选择，而且不能脱离组织战略和目标。使用工具的目的是要进行有效的绩效管理，如果使用了绩效管理工具但没有提升绩效，就得审视和总结。这些应用工具经过实践的检验具有很好的效率，前提也是要接地气，做相应的变通，使之适应组织环境。

三、确定考核指标体系

（一）突出考核主导因素

以前那种把科室成本核算作为主要考核指标的绩效考核模式，侧重经济指标的考核，无法准确地考察临床科室在工作强度、风险程度以及技术含量、服务质量等方面的差异，而且也与国家规范管理的要求相悖。因此，构建以成本核算考核为基础，以工作量以及工作效率为考核主体，以质量考核为核心的科室综合绩效考核体系，不但改变了原来那种奖金仅仅与科室成本核算挂钩的分配模式，而且采用多指标的绩效考核，同时各个指标体系间互相补充，增强了绩效分配的公平性与合理性。

主要的工作量考核指标包括手术例数、占用床日、门诊诊疗人次、出院人数等，将其作为临床科室的重要工作量指标，可以有效体现临床科室的风险程度与劳动强度。有关工作效率的关键性指标包括床位利用率、平均住院日等，这两个指标反映的是医院及科室的劳动效率。增加床位利用率、减少平均住院日对于提高医院与科室的绩效管理水平具有重要作用。

将工作量以及工作效率指标纳入绩效考核评估中，可以降低科室对于经济效益的过分追求，充分反映多劳多得、优劳优得的原则，有效激发科室管理的积极性，增强对医疗卫生资源利用的有效性和合理性，同时缓解公众看病贵、看病难的问题。

（二）以质量考核为核心

综合质量考核就是指医疗质量、医疗服务态度以及其他各方面管理工作所需达到的标准以及要求。可以采用千分制绩效考核体系，考核内容涉及医德医风、医疗服务质量、护理服务质量、医保管理质量、病历质量、物价收费质量、院内感染质量、教学科研质量等。

科室必须权衡成本控制与服务质量之间的关系，不能仅仅为了减少成本就将服务质量与服务标准降低，也不能仅仅为了创收就无视物价政策乱收费、多收费。质量考核的具体考核应该由有关职能部门定期开展，一般每月一次较为适宜，以便及时发现问题及时监督。每月的质量考核应该形成常态，同时考核结果直接影响科室当月的绩效，且当月兑现。

（三）辅以社会效益、科研等考核

随着医院的不断发展，医院的经营管理能力不断增强，相应的专业科研能力、医学科研转化能力也在增强，因而医院在职责中需体现科研任务，把科研能力作为大型医院绩效考核的辅助指标，是大势所趋。

如何更好地体现社会效益，是医院管理者必须思考的一个问题。医院承担着公益性的相关职责。要把社会效益的体现与每个医务人员的工作结合起来，就必须将该种因素纳入医院的绩效考核体系，这样就能从制度入手，去调动广大医务人员和行政后勤工作人员的工作积极性和创造性。

第三节 医院管理人员薪酬管理体系的构建

一、设计多样的福利品种

可以说，福利是除工资以外，员工们最关心的一个问题。随着时代的不断进步，人们对福利的要求越来越多，我们可以在福利的种类上尽量多样化，让员工有更多的选择权，同时这也能体现医院经营的可观性。现在很多企业、单位的福利待遇品种越来越多，比如汽车公司实行员工内部购车减免一定的金额；还有的企业提供一些免费的咖啡、奶茶等饮品，供员工在休息期间饮用等。对于医院福利，可以对员工在购药、看病、手术时，按职位等级适当地减免费用。

二、制定不同的行政职位绩效考核方案

医院可以按照行政人员的业务水平、工作繁简度、责任的大小、职务的高低来制定出一套绩效管理制度，以此来衡量、反馈、评价并且影响员工的工作行为、工作特性和工作结果。而且确定一个标准系数，比如合格的标准系数是10.0，那么优秀的标准系数则是11.0，完成重要的项目任务标准系数是13.0，基本合格的标准系数是8.0。系数体系的设计是重在激起行政管理人员的开创性思维能力，鼓励员工在工作上开拓进取。

三、对中层行政干部实施非货币性的奖励制度

奖金制度对全院的全体员工都有着很大的触动，很好地调动了员工工作的积极性，同时也激发了医院的活力。但是由于奖金制度具有普遍性，只是对特定的人群有激励作用，其力度还不是很大。所以对中层的行政管理干部的薪酬制度要有所改变，重在精神奖励。例如，组织中层行政干部去外省发达地区的大型医院参观考察，或是对在工作中表现比较出众的行政人员，可以优先晋升、破格晋升。这样的精神奖励让管理人员有了很大的自豪感，同时也培养了他们的使命感，使中层管理人员能以自信、积极、乐观的工作态度，全身心地投入到工作当中去。①

四、加强非货币经济报酬的管理

医院应为行政管理人员多提供学习和培训的机会，譬如建立完善的医院电教室、图书馆给员工使用。选派有能力、有潜力的管理人员去大医院进修学习，还可以和一些其他同级医院联合举办行政管理交流会，以此来优化医院内部的管理。

五、年终奖和年薪制相结合

年薪制就是以年度作为单位，根据医院的经营业绩，来确定并且支付给经营者年薪的方式。年薪制是顺应资本主义分配制度变革产生的，而年薪制在我国早已不是新鲜事，现在也有很多的大学对教授实行年薪制。近些年也有一些企业打着年薪招聘的旗号来招聘管理者。目前，我国医院人事制度以及工资制度的限定，还没有条件来实行年薪制度，但有远见的医院管理者对年薪制度的探索却一刻都没停止过。现在有些医院开始尝试年终奖和年薪制相结合的发放模式，这对医院来说是发展创新的一个举动。

①许乐．新医改背景下R医院医务人员薪酬管理问题及对策研究[D]．桂林：桂林理工大学，2023.

六、建立有效的鼓励机制

现在的薪酬管理都是三种机制并行运用：一是物质机制。它是通过按劳付酬，以此来刺激员工提高工作效率，从而获取更多的报酬和更高的岗位。二是精神机制。通过个人的工作贡献，来肯定员工的工作成果，使员工能明白爱岗敬业才是实现个人价值的一个前提。三是团队机制。让员工个人的业绩和团队目标相结合，以此来分享利润，这就使员工具有合作意识。在建立行政人员薪酬制度体系时，要把薪酬管理作为一种动力机制，这也就强化了人力资源管理。

第五章 现代医院绩效管理

第一节 医院绩效管理需关注的问题

一、确定医院绩效管理的预期目标和计划

院方的主管人员、各个岗位责任人负责全院的绩效计划方案、战略策划、实施方法工作。各个岗位责任组织和医院医务人员的任务是策划本部门和医务人员的绩效计划方案、战略策划、实施方法。

根据医院绩效监管的实际情况，很多医院在实行绩效监管过程中都是以资本投入、财政进出盈余等资本标准和诊治效果等定性标准作为绩效评价的依据，使用这种重视以完成情况为标准的评价方式，属于业务完成和暂时的测评，对医院计划决策及发展前途没有太多的价值。

二、设计适合自身医院的绩效管理系统和有效的考核指标

判断某家医院监管绩效情况是怎样的，所要涉及的方面有很多，但是关键还是全面集中的评价，不能只顾某一方面。医院绩效监管考核标准大致可以有两个范围，一个是单位机构绩效考核标准，另一个是医务人员个人绩效考核标准，整个单位机构的成绩好坏关键还是成员个体的表现成绩的高低，单个成员成绩高，那么整体就能提高。策划绩效监管考核标准要包括以下几个性质：战略特点、研究特点、延续特点、风格特点、切实特点、肯定特点。医院能够按照绩效监管的考核成绩、年度战略计划等要求，适当地进行随机安排绩效监管考核标准。综合性医院的绩效监管考核标准的内容要涵盖：最大限度地利用有限的资源满足患者对医疗方面的需求，单位时间内完成的业务量，一定的作业标准完成的劳动量，经营过程，专业技术的继续提

高和改进等。

（一）社会效益

社会效益，是指最大限度地利用有限的资源满足社会上人们日益增长的物质文化需求。在进行医务工作时，医院必须按照国内发展实际情况以及医疗卫生行业成长的自身特点，一直将患者的需要作为工作的第一要务，尽到社会所赋予的职责和义务，实现到农村、一线人员到农村业务送医，到偏远山区扶助医疗工作，到自然灾害发生地区业务医疗抢救工作，还包括主动承担各种公益性医疗活动。接受意想不到的公共卫生险情以及自然灾害需要医疗抢险的工作，主动进行医疗健康知识的宣传，增强全民保健能力和意识。

（二）工作效率

工作效率，一般是指工作投入与产出之比，通俗地讲就是在进行某任务时，取得的成绩与所用时间、精力、金钱等的比值。医院工作效率的考核标准涵盖以下几点：第一，在工作时间门诊部接纳的患者就诊情况，急诊部接纳的患者就诊情况，紧急病人抢救情况，患者住院和出院情况，安排患者进行手术情况；第二，每位医务人员工作日接待患者就医情况、每位医务人员成功医治患者人数、每位医务人员工作日内负责诊治患者人数；第三，工作日内患者住院人数、预计平均安排病人住院人数、事实安排患者住院期限、事实患者住院情况、患者出院与住院总数所占比例、病床实际需要、病床流动情况、定时进行手术的病人提前入住情况；第四，医院门诊病人平均所付就医费、病人所付药物费、住院病人所付住院费、住院病人所付药物费、住院床位所付费用、门诊按照医院开具处方所付药费，各项标准与以往成绩相比情况。

（三）工作质量

工作质量是指单位时间内完成的业务量。在医院内包括：患者就医确诊情况，急症患者就医治愈情况、患者就医痊愈情况，传染性疾病在院内反映情况，以患者为本的诊治规则实施情况，患者病情、诊断和处理方法的系统记录，医者开出的药品记录，基本理论，基本知识，基本技能，严格要求，严谨态度，严肃作风，学习，考核，在实施救治过程中的突发事件，对学员进行实地经验指导，遵守医务人员职业守则，调查患者信息反馈情况，医务人员对医院战略策划监管机构以及主管人员的信息反馈情况，病人和医务人员对医院总务处保障工作的信息反馈情况，各个专门机构科室的监管情况，院方的态度等。

三、通过绩效面谈进行绩效反馈时的技巧

医院采取绩效监管手段，现在已经具有普遍性，并且作用突出，医院领导机构都肯定这一方法。绩效评价的最终目标关系着业务人员的切身利益，也就是工资和奖金，如果失去了这一方向评价就没有了意义。实施与绩效挂钩的绩效工资、奖金等鼓励政策，增强业务人员的劳动主动性，增加劳动效果，其实这才是绩效监管实施的真实宗旨。

在采取对话形式进行工作时，一定要留心谈话的思路、对策，要创造一个和谐的氛围，为最终实现协助医务人员提升效益的目标而努力。评价一个医务人员的成绩要关注不同的方面，既要肯定主动积极的方面，也不能忽视需要革新的地方。因此，谈话时要自然地将这两个方面做灌输，既激发医务人员表现长处，起到榜样作用，也要督促医务人员弥补短处，积极进步。进行绩效信息反馈的阶段内，谈话还要谨慎对待，不能够要挟、恐吓、训斥，要有重点，多使用真实事例。根据事实讲道理，分析事情经过，不涉及对个人的主观判断，认真对待不足，更要追根溯源，倾听医务人员的个人意见，及时做正面疏导，防止领导利用职权，行使领导的主观判断，认真贯彻执行战略目标，营造惬意、舒服、和谐、温馨的谈话环境。

第二节 医院绩效管理体系的构建

一、制定医院绩效管理目标

（一）医院绩效管理目标的内容

医院绩效管理目标是医院管理层根据医院内外形势需要，制定出在一定时期内医院所要达到的总目标。然后，根据总目标确定科室及员工的具体目标，形成一个目标体系，并把总目标作为绩效考核的一种管理模式。这样就

把医院战略目标转化为具体的、定量的、可操作的在医院总目标的指引下由科室主任负责的目标。因此，医院战略目标必须具有现实性和前瞻性。

（二）医院绩效管理目标的前提条件

医院绩效管理目标的制定必须有医院领导决策者的支持，决策层的参与可以减少制定过程中的阻力，可以协调医院各科室之间的问题。医院领导重视，以身作则，可以无形中给员工作出表率，调动大家的积极性。

（三）医院绩效管理目标的意义

医院绩效管理目标的确立能增强组织凝聚力，使科室和员工有了明确的努力方向。通过绩效考核与薪酬分配激励机制，提高员工的工作积极性；由于目标制定明确，有利于公平公正地进行绩效考核，使科室甩掉盲目攀比的陋习，把注意力集中在自身科室的发展上；通过合理的绩效管理，流程合理规范，员工满意，科室得到良好发展，病人可以得到更优质的医疗服务，从而使医院达到更好的提升，形成良性循环。①

二、医院绩效管理目标的分解及实施

（一）绩效管理目标的分解

医院绩效管理目标需要通过绩效考核指标来实现。绩效考核指标在医院绩效管理中几乎是最重要和最基本的环节，它是医院管理任务的化身和落实，也是医院各科室和员工工作任务完成情况和工作结果表示的参照系统。目标值则是其实现的程度，它是可以衡量的，也是可以控制的，通过有效的管理来加以实现。各业务科室要根据确定的绩效目标开展工作，努力完成各项绩效指标。相关院领导要及时掌握绩效计划的执行情况，就执行情况进行及时沟通，共同分析、解决执行中的问题。

（二）绩效管理目标的实施

医院要成立绩效管理领导小组，下设绩效管理组、绩效考核组和统计数据组，分别行使各自的职责和权力。绩效管理组负责制定绩效考核方案，统计分析考核结果，发布考核报告，与绩效管理领导小组协商、讨论，进行考

①沈晓，夏冕，张美丽．公立医院绩效管理与薪酬设计[M]．武汉：华中科技大学出版社，2020.

核方案的修订和完善。绩效考核组负责制定各部门分管工作的综合考核指标并实施相应的考核工作，统计数据组负责提供数据报表。绩效管理领导小组最终负责考核结果的反馈与沟通，对于考核过程中发现的重点问题和普遍性问题，要找出原因和制定相应的解决方案，同时及时与相关科室进行沟通。

三、通过绩效考核体系实现绩效管理目标

（一）借助管理工具实现医院绩效管理目标

实现医院绩效管理目标，需要建立一套科学合理的综合绩效考核体系，针对不同类别的科室，分别运用不同的考核指标体系对其进行综合考核，真正发挥绩效考核的指挥棒作用，促使科室实现各自预定目标，从而实现医院战略目标。平衡计分卡是实现医院绩效管理的一种有效工具，是由罗伯特S.卡普兰和戴维P.诺顿提出的一种新的绩效评价体系，也是当前我国医院绩效管理中运用较先进的一种绩效评价方法。主要从财务、顾客、内部经营过程、学习与成长四个方面综合评价业绩，运用关键绩效指标评价各科室的量化结果。

（二）制定关键绩效指标时需注意的几个问题

第一，引导性：要体现医院工作目标，紧跟医院工作重点，起到指挥棒的引导作用；第二，政策性：符合国家医院改革政策，体现医院标准化要求；第三，公平可比性：一类科室运用相同指标进行考核，体现考核结果的公平性和可比性；第四，重要性：体现运营管理、质量管理的控制重点，突出关键指标；第五，准确性：数据基本来源于HIS、HRP等系统的自动统计，保证数据客观、准确；第六，唯一性：指标之间相互独立、不重复、不排斥；第七，可操作性：指标的数据采集较容易，具有可操作性；第八，利益相关性：统筹平衡政府、医保、医院、患者、职工各相关方面的利益。

（三）关键绩效指标及权重的确定

关键绩效指标从财务维度、流程维度、患者维度和学习与成长维度考虑制定。财务维度的关键指标可以以收入、成本、运营能力、偿债能力及发展能力为出发点；流程维度的关键指标可以以医疗质量和医疗效率等方面为出发点；患者维度的关键指标可以以患者的信任度、患者服务等方面为出发

点；学习与成长维度的关键指标可以以人员结构及创新能力为出发点。然后根据医院自身情况筛选符合医院战略目标的指标，运用目标参照法、加分法、减分法等方法制定各指标的权重。

四、做好绩效评价，实现正向引导

绩效评价是医院绩效管理的一个重要环节，由医院、部门和个人三个层次构成。医务人员是医院的主要力量，离开他们的支持与参与，绩效管理将难以取得实质性的突破。因此，建立符合医院特点的绩效考核与分配制度，关键目的就是调动医务人员的工作积极性，同时，通过绩效考核指标的正向引导，推动医院转变发展方式，转变运行机制，实现医院健康可持续发展。

医院绩效考评结果反映医院整体业绩，用于确定医院绩效工资额度。没有考核的管理是无效的管理，考核的目的是更好地进行目标管理。医院目标必须与经济效益挂钩，使得每一项目标指标都有考核。对于目标管理的结果都应及时反馈，将目标管理与绩效考核相结合，可以保障各部门有序运行，提升医院整体绩效，营造一个既能充分发挥广大职工潜能，又能大力提高医院核心竞争能力的良好氛围，使个人、科室、医院目标保持一致。

第三节 医院绩效管理的改革与创新

一、医院绩效分配制度的特点

（一）实行以按劳分配为主体、多种分配方式并存的分配制度

基于绩效考核指标的建立，依据经济效益和社会效益并重的原则，将奖金分配由单一的“成本核算、结余分配”改革为以效益奖和效率奖为基本构成（效益奖约占60%，效率奖约占40%），结合医疗质量考核、成本控制考核、单项奖励等多种奖金计算办法的奖金分配体系。医疗质量考核主要体现在以下三个方面：一是科室内部的各种考核，二是管理处室对各科的考核，三是上级的各种质量检查。成本考核以各核算单元可控成本作为绩效考核的

重点，旨在鼓励各核算单元降低消耗，提高利润率。单项奖励是为鼓励部分重点项目的开展而实施的长久或临时性奖励，随着重点项目的开展情况而存在阶段性变化。在绩效改革过程中，绩效考核与定岗定编评聘分开结合起来。

（二）实行院科两级负责制

实行院科两级负责制，强化科室绩效二次分配制度细化专家职责和要求，突出科主任的管理作用。科室实行科主任负责制，通过科室绩效二次分配强化科室内部管理。科主任负责科内绩效分配，主要依据工作量和贡献大小，另外质量控制、医德医风、服务态度、科研、教学等内容也影响着绩效分配的结果。在绩效分配上，倾向于合理有效收入的增加，倾向于工作量增加，倾向于新技术、新项目开展和工作质量提高等方面。既要体现数量，又要体现质量，数量与质量相统一。

（三）各种生产要素按贡献参与分配

改变了传统单一的收支结余分配的模式，坚决杜绝了医生的奖金跟收入直接挂钩的现象，将各种生产要素如资产投入、人才、技术等参与到分配中来，全面客观地衡量各部门的绩效情况。

（四）提低、扩中、调高，在多劳多得、优劳优得的同时，注重公平的原则

在经济效益和工作效率考核的同时，注重公平的原则；在奖勤罚懒的同时，让大多数人受益，使绝大多数人体会到医院的发展所带来的成就感。

（五）对行政管理部门实行岗位绩效工资制，实行定岗定编

对每一个岗位进行功能描述、任务制定、岗位绩效系数认定，不同的岗位对应不同的绩效系数，全院所有行政管理岗位一律实行公开竞聘，薪随岗走，岗变薪变，打破了过去按工龄、职称确定绩效工资的大锅饭绩效分配体制。

（六）严格绩效工资总额管理

根据核算会计期间可利用资金和医院发展规划等情况确定绩效工资分配总额，重点落实特殊岗位、重点优秀人才的倾斜措施，营造尊重知识、尊重技术、尊重人才的氛围。[①]

---

①翟晓，孔爱军．医院绩效管理理论与实务[M]．天津：天津科学技术出版社，2019.

二、分配方案的组织与实施

为确保奖金分配改革顺利实施与推进，要从组织机构上进行完善和保障。领导层面，成立医院奖金分配改革领导小组，负责方针政策的制定和重大决策。操作层面由医院分管领导直接负责，成立由财务、人事、医务、护理、感染控制、纪检、信息等职能部门共同组成的分配管理工作小组，负责方案测算、起草、推进实施及考核。

为了进一步规范绩效分配工作，充分发挥绩效管理在医院运行过程中的积极作用，保护医院职工的工作积极性，公平公正地解决绩效分配过程中的矛盾，医院应成立医院绩效分配仲裁委员会。其主要职责是对绩效分配过程中各核算单元提出的异议进行分析和评议，对各科、各单元争议事项开展调查，根据调查结果，进行裁定，定期听取科主任、护士长汇报科室二次绩效分配情况，并随机抽查其执行状况，对医院绩效管理工作进行评价。

三、医院绩效分配制度改革的优点

第一，在绩效工资考核中将人均工作效率和人均经济效益作为重要考核指标，能够消除科室、部门在人员配备、设备投入等资源配置上的差异性，使绩效工资的考核更具有科学性和公平性。

第二，在绩效工资分配中进行综合目标考核，解决传统的收支结余分配法极易造成科室片面追求经济效益，从而导致医疗质量下降和加重病人负担的现象。

第三，把绩效工资分配建立在科室成本核算的基础上，强化全员成本意识，使医院更多地关注资源配置的效率。在国家对医院投入相对减少和竞争激烈的医疗市场背景下，这是医院练好内功、提升核心竞争力的重要环节，也是进一步加强和完善激励机制，向管理要效益的必然选择。

第四，实行院科两级负责制，强化科主任的管理职能，发挥了各科室的主观能动性，减少了分配中的矛盾，使绩效工资的正向引导激励作用得到强化。

第六章 现代医院人才引进与测评管理

第一节 医院人才引进的误区与对策

一、医院人才引进的误区

（一）过度追求科研型人才，不重视教学型人才

随着现代科学水平的不断发展，医疗设备的不断完善，医院逐渐将科研成果、论文发表作为评定引进优秀人才的标准和杠杆。只关注科研项目的开发及研究成果，而忽视了在新项目完成之后的言传身教，专业知识的普及以及最新成果的应用。这种结果必然会导致科研项目束之高阁，不能普遍应用，逐渐会失去其研究意义。而对于医院来说，不仅浪费其优秀的资源，而且对于引进外来人员来说也是其一大损失。长此以往，医院中的优秀人员都过度关注科研成果，而把医疗和教学当作任务来完成。这样会造成医院教学系统的瘫痪，也会导致医院的整体医疗水平下降。所以，医院在引进人才的同时，不仅要关注其科研水平的发展，更要关注其在医疗教学中的经验和水平。只有这样，医院的人才摇篮才能常青。

（二）过度追求实践型人才，不重视创新型人才

创新是21世纪人才必备的素质，也是衡量优秀人才的标准。人才的引进不仅要关注专业知识的学习及临床实践的掌握，更应该紧跟时代步伐，不断更新思路，转变思维，推荐创新型的人才到医院中来，为医院注入新鲜的血液。而相反，现在大多数的医院只关注实践型的人才，忽视创新型人才的作用。当然实践型的人才毋庸置疑是现在医院最急缺、最需求的人才，它能为医院解决燃眉之急。但我们不能只秉承“缺什么才找什么”的原则，只顾眼前需求，不追求未来发展。这样的眼光和行为注定是狭隘的，也必然会给医院的发展带来消极影响。只有不断结合国内外医学科技的发展方向，秉承医院建设长期发展的眼光，统筹兼顾，合理发展，实践型人才和创新型人才并重，才能促进医院的健康发展。①

二、医院人才引进误区的解决对策

通过对医院引进人才误区的现状的分析，我们除了改变这种误区外，还可以从另外的角度思考，利用其他方式吸引人才，从而达到医院人才梯队建设的目的。即从单一“引进外来人员”的方式向“合作”“培养”人才的方式转变，结合医院的实际情况，我们着重从以下几个方面对其进行阐述。

（一）从医院引进人才角度分析

设置严格的人才引进考核制度，关注创新型和教学型人才。医院作为人才密集型企业，在人才的引进上应逐步完善严格的考核制度。针对不同类型的人才需求，考核的标准也应有所区别。应注意以下几点：第一，人才是否符合基本的职业素养要求，专业是否过硬。同等条件下，倾向于创新型人才。第二，医院人才结构是否合理。医院人才呈阶梯状结构，由高、中、低档次的医疗人员组成，相互构成稳定、有序的结构，功能互补，互相扶持，才能发挥医院人才建设的最佳作用。第三，多学科、多能级、实践与教育相结合的多功能人才的引进。只有这样才能使医院内部机构得到平衡、稳定，各部门相互配合、发挥所长。第四，专业技术能力与职业道德教育同等重要。

一个合格的医务人员不仅要具有精湛的专业技术，更要有优秀的职业道德素质。因此，医院人才梯队的建设离不开医德的培养，特别是对于外来人才的引进更要注重这点。加强对外来引进人员的职业道德教育势在必行。在抓好专业技术的培养的同时，定期举办“做医生，树医德”活动，对于在职业道德方面有突出表现的医生和护士加以褒奖，宣传其优秀事迹，为其他人才树立优秀的榜样，使得全院形成“争做最美医生与护士”的良好氛围。与此同时，职业道德的培养要以自我修养为主，辅助于其他形式的教育，使得每一位白衣天使都能意识到自身所肩负的生命重担，自觉地养成职业道德操

①何含兵．医疗质量与公立医院绩效评价研究[M]．天津：天津科学技术出版社，2021.

守，遵守医院医德的规定，不违纪，不犯规，勇于奉献，敢于牺牲。

（二）从其他方面吸引人才分析

1. 以培养人才为主，引进人才为辅

在大量引进外来人才的同时，更要注重对自身人才建设的培养。建立良好的人才梯队，完善医院人才自身建设，培养本地优秀人才。针对各科室、各领域的不同特点，运用普遍培养和优先重点培养双管齐下的方式，培养出适合本地情况的专业型人才。认真完善和建立人才培养机制，投入大量资金，搞好医学继续教育。同时，着重加强中青年医生的培养，以尽快培养出各学科的专业带头人，扩充医院的人才队伍，有助于提高整体医学水平。

2. 从“引进人才”到与“人才合作”

引进人才固然是加强医院自身梯队建设的有效方法，但合理地与优秀人才合作更是能达到事半功倍的方法。与国内、国外医院，特别是具有专科特色的知名大医院相互合作、相互学习。利用其在人才和资源上的各类优势，为我所用，取长补短。建立博士流动工作站，开发具有典型特征的医疗项目，针对各个医院的人群对象和地理特征的不同，进行科学研究。此外，医院还可以与国内外医院建立“友好合作互助医院”，选送医院骨干去国内外学习。通过这种有效的合作，结合专家义诊、讲座、手术演示等方法，对医院自身的人才培养起到了很好的传、帮、带的作用，这样不仅可以促进医疗人员医疗技术水平的飞快提升，更对医院的整体建设产生了积极的影响。

第二节 医院人才引进的措施

一、观念先行是完善医院人才引进工作的基础

现阶段，大部分医院都属于公立性质，在一定程度上医院缺乏人员管理、人事任免和人员使用的权限，进而让医院领导在观念方面不能主动寻找解决人才引进问题的方法。作为医院管理者来讲，应该要树立“政以才治、国以人兴”的理念，针对人才问题应该要树立良好的危机意识和忧患意识。树立现代人力资源管理的观念，首先，应该树立人力资源是第一资源的观

念，开发人才资源要具有增值和升值的作用，能让医院的利润显著提升。其次，应树立人才资本投入优先的观念；人才作为投资客体之一，医院的财力资源和物力投入，会对人才开发的水平产生直接影响。最后，应利用竞争来选拔优秀人才，树立良好的人才战略理念。

二、科学分析人才现状

要想保证人才引进工作的成功，需要综合分析现有人才的职称、学科、学历以及年龄等，并科学分析拟引进人才的岗位和职务。在人才引进的初始阶段，应认真分析医疗人才的现状、现有人才的内部环境以及工作岗位的职务内容等。按照医院的具体工作情况，医院在进行人才引进时应从多学科、多层次和多方面来考虑。医院不仅需要研究型人才，也需要临床型人才；不仅需要学科带头人，也需要学科业务骨干。而医院在人才引进时，最主要的问题就是医院需要怎样的人才来强科、强院。因此，认真分析医院人才现状就显得尤为关键。

三、认真落实相关的措施

制定完善的人才引进制度、构建合理的人才推荐平台、认真落实人才引进的待遇、创造良好的工作氛围对于人才引进工作的有效开展非常关键。医院应从制度方面来对人才引进工作进行规范，针对引进人才的条件、范围、考核方式、引进渠道、人才管理以及待遇等应制定科学合理的措施。为了让人才引进能为医院提升效益，医院领导层应达成共识，从硬件方面和软件方面为人才创造良好条件。医院应对学科建设进行强化，在科内人员配备和科室设备方面大力支持，并在工作政策、培训学习以及科研启动基金等方面给予一定的倾斜，让人才有事能做、有事可做；应加强宣传，将医院引进人才积极推荐到相关人才库，并积极开展院内外讲座、义诊、橱窗、院报以及医院网站等，进而向患者和同行进行宣传，提高人才知名度，让人才的社会需求得以有效满足；应对医院职工进行教育和引导，让其尊重人才、尊重知识，并对创新进行大力支持和鼓励，尤其是中层干部，应该要养成良好的引才、容才和爱才的观念。积极召开中层干部会议，告知人才引进的重要性和必要性，对引进人才的工作情况进行定期了解，医院领导应加强和引进人才的交流沟通，医院人事部门也应定期征求科室主任的意见。医院应构建良好的团队工作氛围，利用员工岗前培训、拓展训练和人才引进等来加深信任和了解。

人才引进是一个复杂的工程，对人才的评估应该结合多种因素，包括实际能力的考核、调动原因的分析、情商情况以及与医院现有文化融合情况等。应该认真收集待引进人才的各方面信息，包括到其原单位调查等。只有这样，才能保证引进人才的实用性。

第三节 医院人才引进的测评模式

一、根据测评要素对引进目的和对象进行调整

对已确定的医院引进人才测评要素可以借鉴，但不能套用。不同的引进目的以及不同层次、不同岗位的人才引进，其测评要素的构成是不尽相同的。在具体应用时，还应根据人才引进对象和目的的不同，对测评要素框架进行一定程度的修正，适当地调整和修改测评要素，并有针对性地界定其层级权重和量化标准。[①]

二、各种测评技术的运用要合理

要使人才测评在医院人才引进中真正发挥作用，就要综合运用各种测评技术。目前，尚难找到一种测量方法可以全面评价引进人才知识技能、综合素质和个性品质的所有方面，因此应采用档案分析、心理测验、纸笔考试、情景模拟及面试等各种测评手段进行多元化的评价。同时，各种评价方法所得的结果的权重应该合理，不能仅以面试情况就决定考察对象的去留，也不能仅凭心理测验结果就一锤定音，而应该综合各种测评结果，在设计合理权重的基础上比较综合得分，这样才能保证测评结果的全面性和可靠性。同

①张燕．医院人才引进与培养策略分析[J]．人才资源开发，2023，(14)：9-11.

时，还要注意控制心理测验结果的知情范围。

三、要正确认识人才测评的功能

一方面，不是所有的能力要素都能通过人才测评来有效地检验，随着大家对人才测评的熟悉与了解，越来越多的被测者具备了一定的“反侦察”能力，他们在测试中的表现并不是完全真实的，而是通过揣测测评者的意图，主观迎合，这在一定程度上会误导测评者的判断。例如，对职业道德、价值观等，因此，只依赖测评手段来了解是有风险的。另一方面，人才测评只是为医院决策提供参考信息，并不能取代用人决策。最终必须由医院相关领导做出决断，人才测评只是在一定程度上降低了决策失误的可能性。

四、加强医院人才测评的专业化水平

现代人才测评已经发展成为一项专业性很强的技术工作，目前不少医院的人事管理者未接受过系统的人才测评理论知识与操作技能的培训。因此，在人才测评的某些环节中倾向于借助外部力量。实际上，医院的人事管理者在对医院的组织环境与文化的理解上具有得天独厚的优势，更能体会医院在人才引进上的真正需求。因此，今后要加强医院人事管理者的专业化水平，一方面加强人才测评的科学性，另一方面提高在借助外部机构帮助时的鉴别能力。

第四节 医院人才引进的思考

一、制定科学的人才评价和引进机制

人才引进工作成功与否，关键在于引进的人才是否与医院的发展需求相匹配。应制定科学的人才评价体系，以知识、医德、能力和业绩为主要指标，不唯学历和资历，注重专业技术水平、管理能力及团结协作能力。同时，规范人才评价程序，成立专家委员会，制定严格的选拔流程，审阅工作

履历和业绩成果，通过专家评议确定是否引进。实行试用期制度，对引进人才进行定期考核，择优聘用，从而有效防止盲目引进人才。[①]

二、合理使用人才，充分发挥引进人才的作用

人才引进和人才使用是一个整体。人才引进后，要为其提供发展机会，大胆地使用人才，发挥引进人才的“传帮带”作用，实现“引进一个人带动一个科”的目标。对于优秀的人才要委以重任，让其担任学科带头人或行政职务，敢于“压担子”，下达合理的工作目标。同时，建立科学有效的激励机制，对工作表现突出的人才，要提高薪金，给予外出培训学习的机会，激励其不断提高自身专业技术水平，充分调动人才引进工作的积极性，发挥引进人才的最大潜能。

三、搭建平台引进团队

医院要改变只注重引进优秀个体的传统理念和做法，做好优秀人才群体和团队的引进规划。在医院成立新科室或者科室发展比较滞后时，可优先考虑引进优秀团队。引进优秀团队可通过多方式、多渠道进行，医院要打造引进平台，像招商引资一样筑巢引凤，吸引优秀团队。除了在招聘网站发布需求信息外，还可通过猎头来招聘人才。树立“不求所有，但求所用”的观念，针对急需的高、精、尖等紧缺实用的团队，可采取“柔性引进”方式。

①程远远，李明，刘雪竹．高校附属医院人力资源管理的路径探索[J]. 经营管理者，2022，(09)：100-101.

第七章 医院财务管理

第一节 财务管理的概念和目标

医院财务管理是一项重要工作，也是医院管理者需要了解和掌握的一项主要内容，它的基础是会计核算。会计核算是一项专业性很强的业务工作，它是运用货币计量的手段，采用一定的核算方法，对医院提供卫生服务过程中所占用的各种财产物资和所发生的费用与消耗进行登记、计算、汇总、分析和检查，以便及时、连续、系统、准确、完整地反映和监督经济活动的过程与财务成果。医院财务管理是在会计核算资料的基础上，运用会计、统计以及现代管理的理论和方法，对医院的财产物资进行管理，并对医院的发展提出合理的预测和规划。医院财务管理的目标是最大限度地以合理价格提供优质服务，使资金使用效率最大化。

一、财务管理的概念

（一）财务管理的含义

财务管理是指某一个特定组织在进行资金筹备、运作、分配等过程中所建立起来的一系列管理制度。通过财务管理，企业能够实现内部资金的合理分配和有效利用。通常而言，在财务管理活动中，要重点实现五类职能：一是资金的筹备管理职能；二是资金的投资管理职能；三是资金的营运管理职能；四是成本管理职能；五是财务状况分析职能。作为企业日常管理的核心和主体，一套完备的企业财务管理制度和科学方案必不可少。在实际操作过程中，财务工作人员必须严格按照规章制度、行业标准依法行事。可以说，财务管理就是企业对内部资金的科学化、规范化、标准化管理。企业财务管理的主要方式是通过对财务资金运动过程进行组织、控制和协调来实现的。一个企业如果想要获得更高的社会效益和经济效益，管理者就一定要具备科学的财务管理知识，以规范的财务管理准则作为保障。

医院的财务管理，就是医院为了更好地开展医疗卫生服务和实现自身长远发展，开展的一系列与资金有关的活动的总称，它是医院经营和管理的重要组成部分，其本质就是对医院有关的资金，如收入、支出、投资等，按国家政策规定的要求，进行一系列的管理和规划。

（二）医院财务管理的主要特征

医院的经营过程是复杂的，财务管理渗透在医院的各个领域中。医院的公益属性决定了医院的财务管理以满足患者需求为首要目的，其次才是医院的盈利和利润分配，而其财务管理本身也有自身的特点和规律，因此，医院财务管理最显著的两个特征是综合性和复杂性。

1. 综合性

从医院运作和经营的开始到一个流程的结束，可以说财务管理贯穿在每一个环节和过程之中。医院财务管理是价值管理和行为管理的综合体。价值管理主要针对医院的资金运动，是对资金在筹集、分配和使用的循环过程中的货币形态的动态管理。行为管理主要保证医院财务活动的正常进行以及利益冲突时对各部门财务行为进行约束。财务活动中的计划、组织、控制、协调、考核等环节，通过行为管理，可对工作胜任度高的进行激励，并避免岗位间的相互矛盾。

2. 复杂性

公立医院差额拨款的经费来源形式决定了公立医院既要遵循行政事业单位财务管理制度，又要面临转型压力，与市场经济接轨。医院集团化管理、合资合作医院等运营模式应势而起。多种管理体制的叠加直接导致了公立医院财务管理的复杂性。在当前形势下的公立医院财务管理中，既要吃透各种不同体制的财务管理政策，又必须学会灵活运用各项政策，在不同财务管理体制内容相互制约时寻求平衡点。

（三）财务与会计的区别和联系

财务是指经营单位中资金运动及其所体现的经济关系；会计是以货币为主要计量单位，采用专门方法，对企事业单位的经济活动连续地、系统地、完整地进行核算与监督，以考核过去，控制现在，规划未来，谋求达到预期目的的一种管理活动。会计包含财务会计、管理会计、税务会计、成本会计、责任会计等。在医疗机构中，与业务活动有关的会计主要包括财务会计和管理会计。

1. 财务与会计的主要区别

（1）存在的客观基础不同

会计存在的客观基础是生产活动，而财务存在的客观基础是商品货币经济。

（2）属性不同

会计是基于节约劳动消耗，取得最佳生产效果的客观需要而产生的核算方法。财务是基于有效地组织、处理货币关系和组织管理资金运动的客观需要而产生的。财务作为经济范畴，着重解决人与人之间的关系。

（3）两者的对象不同

会计的对象是资金运动的信息系统，属资金运动的数量方面。财务的对象是资金运动所引起的各种货币关系，属于资金运动质的方面。

（4）方法不同

财务的方法主要是制定财务制度，组织经济预测，编制财务计划，进行日常管理，开展财务分析和实行财务检查等。会计的方法主要是会计核算、会计分析和会计检查等。

（5）任务不同

财务的任务是组织筹集资金，合理使用资金，计算和分配财务成果，实行财务监督。会计的任务是执行会计制度，办理会计事务，进行会计核算和会计监督。

2. 财务与会计的联系

财务与会计既有区别又有联系，它们之间的联系是密不可分的。财务与会计管理和核算的对象都是资金运动及资金运动中以货币形式反映的各种资料。财务管理的信息绝大部分是会计核算提供的。会计核算提供的信息必须真实、可靠、及时，要符合财务管理的需要。财务管理是会计核算资料的进一步应用和开发，是会计核算的一个更高层次。财务监督与会计监督、财务分析与会计分析都是结合在一起而无法分开的。[①]

①焦雷．新医改背景下公立医院人力资源管理策略研究[J]．卫生软科学，2017，31（02）：9-12.

二、医院财务管理的对象和目标

（一）医院财务管理的对象

医院财务管理的对象是资金和资金的运行规律。医院每天有大量的资金流入与流出，资金的存在形式可以体现为资金的流量，例如现金或者银行存款，同时，资金也会以存量的方式存在，例如各种设备、卫生材料等。为了清楚准确地反映资金的运行规律，需要将每天发生的各种资金进行归类和总结，以便进一步对资金及其运行规律进行管理。这种分类要符合会计分类的方式，形成会计要素。

会计要素是对会计对象的进一步分类结果，是构成会计报表的基本项目，也是财务管理的前提。根据中华人民共和国财政部、原卫生部联合颁布的《医院会计核算制度》，医院会计要素包括：反映财务状况的会计要素——资产、负债、净资产，反映经营成果的会计要素——收入、支出。因此，医院会计要素包括资产、负债、净资产、收入和支出五大类。

1. 资产

（1）资产的定义

资产是指在过去的交易活动中形成的并能被医院拥有或控制的、预期能给医院带来一定经济利益的经济资源，包括各种财产、债权和其他权利。例如，医院的医疗设备通过使用能够为医院带来效益，所以它是医院的资产。

（2）资产的特征

资产的重要特征是能为医院带来经济利益，可以给医院带来现金流动。比如，现金可以用于购买医疗服务过程中所需的卫生材料和药品等，房屋设备可以用于医疗服务过程，通过项目收费转化为现金，使医院获得经济利益。

资产是医院拥有或控制的经济资源。一般情况下，一项财产能否作为医院的资产，主要是看其所有权是否属于该医院，如果医院拥有其所有权，即作为资产确认；如果不拥有其所有权，但能够对其进行控制，则该项资产也应作为资产确认。控制是指医院对该项财产具有管理权，能够自主地运用它进行经济活动，并承担由此而产生的各种风险。如有些医院融资租赁的设备，虽不拥有其所有权，但能够对其进行实际控制，也应将其作为该医院的资产。在租赁期结束后，如果该设备不属于医院，则不能再作为医院的资产。临时借入的仪器设备等，不被医院所拥有，因此不属于医院的资产。

资产必须以货币计量。不能用货币计量的资产或暂时无法统计的资产，不能计入医院的资产中。例如，医疗事故中的损失费用，如果以现金或实物的形式记入医院的资产账户中，才属于医院的资产，否则不能计入资产。

资产是由过去发生的各种交易活动所形成的。只有过去发生的交易活动才能增加或减少医院的资产，不能根据未来的交易或计划中的经济业务来确认资产。

同时具备以上条件的，才能作为资产加以确认。

(3) 资产的种类

资产按其流动性可分为流动资产和非流动资产。

流动资产是指可以随时变为现金或在一年内耗用的资产，包括货币资金（现金、银行存款、其他货币资金）、短期投资、库存物资、药品等。

非流动资产是指超过一年不能变现、耗用的资产，包括长期投资、固定资产、无形资产。

资产按有无实物形态来分类，可分为有形资产和无形资产。有形资产包括存货、固定资产等；无形资产包括专利、商标等。

2. 负债

(1) 负债的定义

负债是与资产相对应的概念，是指过去的交易活动形成的、需以资产或劳务偿付的债务。当医院经营过程中产生负债时，就形成了债权和债务的关系，产生了债权人和债务人。一般来讲，在一定时期内有权利收回债务的一方称为债权人；借入债务，到一定时期承担偿还负债义务的一方称为债务人。

(2) 负债的特征

第一，负债的存在是由于过去的交易或经济活动已发生，未来必须偿付的经济责任。负债的实质是医院未来的经济利益的丧失或牺牲。

第二，以货币进行确切计量或可以实现预计。

第三，负债一般都有确切的债权人和偿付日期。负债不会自动消失，除非已经进行了偿还。负债不一定需要用现金来偿还，可以采用实物、其他等价物或者以劳务的方式进行偿还。

（3）负债的种类

负债按其偿付期限分为流动负债和长期负债。流动负债是指偿付期在一年（含一年）以内的负债，包括短期借款、应付账款、预收医疗款、应付工资等；长期负债是指偿付期在一年（不含一年）以上的负债，包括长期借款、长期应付款等。

3. 净资产

（1）净资产的定义

净资产是指医院的资产减去负债以后的净额，包括事业基金、固定基金、专用基金、财政专项补助结余和待分配结余等。净资产用公式表示如下。

净资产=资产-负债

（2）净资产的特征

第一，净资产除专用基金结余、财政专项补助结余和待分配结余外，一般是永久性的，是医院的自有资产的主要来源。

第二，净资产既反映医院对上级主管部门或单位的经济责任，也反映对其投资者的经济责任。

第三，净资产不能单独计价。净资产的计价要依赖资产、负债、收入、支出这些要素，并与这些要素息息相关。

（3）净资产的来源

国家财政对医院的投入，即财政拨款；国家基建拨款和专项经费拨款；收支结余；专用基金；接受有关单位、团体或个人的捐赠；其他来源，即以上各项未包括的来源。

（4）净资产的分类

净资产按其经济内容可分为基金和收支结余两部分。

基金是实际投入到医院和医院滚存结余的各种资产。基金可分为事业基金、固定基金、专用基金。事业基金是指用于医院发展和建设的基金；固定基金是指固定资产占用的资金；专用基金是指规定了专门用途的一部分资金，不得挪作他用。

收支结余可分为财政专项补助结余和业务收支结余。业务收支结余只存在于医院业务活动过程中，年末应按规定分配，一部分结余转为限定用途的专用基金，另一部分转为未限定用途的事业基金。业务收支结余通过分配转化为基金后就不存在了。如果年末业务收支结余是亏损的，用事业基金弥补，不足以弥补的则为待分配结余。财政专项补助结余不参与年末分配。

4. 收入

收入是指开展业务活动依法取得的非偿还性资金，包括财政补助收入、上级补助收入、医疗收入、药品收入、其他收入。只有当事业单位提供服务时才产生收入。收入是单位经营成果的重要组成部分，是反映经营效果的一个基本指标，收入一般会导致资产的增加或负债的减少。

5. 支出

支出是指医院开展业务及其他活动而发生的各项资金的耗损，以及用于基本建设项目的开支。支出一般会导致医院资产的减少或负债的增加。

（二）财务管理的目标

树立正确的财务管理目标是系统良性循环的前提条件。医院财务管理的目标对医院运行系统同样具有重要的意义。因此，开展财务管理，应该明确管理的目标。

医院管理的目标是医院理财活动所希望的结果，是评价医院理财活动是否合理的基本标志。财务管理目标是财务决策的出发点和归宿，制约着财务运行的基本特征和发展方向。不同的财务管理目标会导致不同的行为方式。医院财务管理的目标制约着医院理财的行为方式和行为动力。

1. 企业理财目标

为了分析医院理财的目标，首先分析一下企业理财的目标。在市场经济条件下，企业的经济利益得到确认，这使得企业不得不关心市场，关心利润，利润最大化成为企业财务管理的目标。在追求利润的前提下，企业要讲求经济核算，加强管理，改进技术，提高劳动生产率。这些措施有利于资源的合理配置，有利于提高经济效益。随着经济的进一步发展，股份制形式成为企业主要的经济方式。在股份制公司中，股东财务利益最大化成为财务管理的目标。

随着现代企业的发展，企业作为一个主体，不仅要为所有者和经营者提供收益，还要承担相应的社会责任，如保护生态环境等。适当开展一些公益活动，有利于提高公司的知名度。因此，除了企业价值最大化以外，社会效益也成为现代企业财务管理的目标之一。

2. 医院财务管理的目标

医院不是营利部门，不能以营利为目的。医疗服务是带有一定福利性质的公益服务，医院是提供这种公益服务的事业单位，承担着救死扶伤的社会责任。所以，医院财务管理不能以利润最大化，或者说以结余最大化为目标。

医院不以营利为目的，并不意味着医院不需要开展财务管理。我国现有医院的现状恰恰是资源投入不足和浪费并存。因此，医院财务管理的目的在于合理有效地使用现有的卫生资源，提高资金的使用效率。资金使用效率最大化应该是医院财务管理的最终目标。

三、医院财务管理的重要性

加强医院财务管理，对提高资金使用效率，提高医院管理水平，促进医院事业发展有着重要的意义。

第一，医院财务管理具有筹资和分配资金的功能，开展财务管理，管好医院财务，就能使各项资金为医院所使用，在财力上保证医疗业务的正常进行。

第二，医院的资金运行状态影响着医院的资金运动。开展财务管理，研究资金运行规律，可以制约或促进医院的不同财务活动，能通过正确组织货币的收支来监督医院的业务等达到规定的要求。通过各项收支的控制，还可以贯彻财务纪律和财务制度，保护国有财产的安全。

第三，医院不仅要保证医疗服务质量不断提高，而且要开展经济核算，增收节支，增强医院的自我发展能力。因此加强财务管理，做好财务计划、财务分析、财务决策工作，开发医院增收节支的潜力，可以增加资金积累，不断提高医院的经济效益。

总之，医院财务管理工作是医院各项业务工作顺利进行的保证，也是医院社会效益与经济效益不断提高的重要手段。

第二节 医院财务管理的职能和内容

一、医院财务管理的职能

财务的本质是指财务的内部联系，医院财务的本质是以较少的投入取得较大的经济效益和社会效益。财务的本质决定财务的职能，财务的职能是指财务本身所具有的功能。财务职能是确定财务管理任务与作用的客观依据，医院财务管理的职能主要表现在筹资、分配、监督三个方面。

（一）筹资职能

由于医院的医疗服务活动是不断进行的，在服务过程中，要不断地消耗资金，这要求财务必须不断地筹集投入所需的资金，使财务具有筹资职能。医院筹资渠道主要有：从财政部门取得财政性补助资金，从主管部门或主办单位取得非财政性资金，通过提供医疗服务而收取资金，通过对外投资收取资金，接受社会捐赠取得资金等。

（二）分配职能

医院从各种不同来源筹集到的资金，有用于医疗服务活动过程中的资金，主要表现为购买劳动资料和劳动对象，以及向职工支付工资。医院筹集的资金，首先补偿成本消耗，然后向主管部门缴纳应缴超收药费款后，按照《医院财务管理办法》进行分配。财务分配应兼顾医院的利益和职工待遇的关系，兼顾短期利益和长期利益。财务分配所包含的基本内容可概括为：通过正确核算成本消耗，合理反映医院的财务成果，使成本费用与收益相配比，以较少的耗费取得较大的经济效益和社会效益。

（三）监督职能

财务活动能反映医院资金的利用以及对外投资的成果，暴露医院经济管理工作中的问题。为了合理地处理财务关系，国家制定了有关方针、政策，财务管理必须按有关规定对医院的财务实行监督，这就是财务监督职能。①

二、医院财务管理的内容

医院财务管理是进行医院财务各项工作和协调医院财务各种联系的重要经济管理活动形式，是一家医院生存与发展的基石。主要内容涉及筹资管理、投资管理、资产管理、运营管理、利润分配管理等。目前，国内的医疗卫生事业是一项具有社会公益性的事业，医院是医疗卫生服务的主体，财务管理具有一定的突出特点。

医院不像公司一样输出制造产品，但是医疗服务离不开大量的人、财、物方面的资源，医院管理离不开财务管理。财务管理对医院的医疗服务以及其他运营活动具有直接引导和内部控制作用。要想医院取得效益最大化，就需要利用合理的财务管理作为重要的保障。

医院的财务管理研究是一个非常宽泛的课题，涉及财务分析以及相互联系的分析。医院主要包括公立医院和民营医院，本节主要以民营医院为例，研究医院财务管理。从整体来看，我们可以将这一范畴归纳为以下几个方面：筹资管理、投资管理、运营资金管理、利润分配管理。

（一）筹资管理

所谓医院筹资管理指的是通过对医院发展现状的分析，按照科学有效的方式和方法来获取发展资金的一种融资方式，它的重要之处在于它是整个资金运作的基础和起点。良性的筹资渠道与健康的资金运作是医院开展正常工作的基础。我国对医院筹资的方式和筹资的过程有着明确而严格的规定，如何根据自身的情况选择筹资方式成为可持续发展的重中之重。筹资实际上是通过某些渠道筹集资金。筹资管理主要目的是获取能够让医院进行良性经营与改扩建和不断发展所需的资金，减少风险，降低费用，增加公司利益，筹集来的资金主要用于投资目的。医院在期末结算时，如果有大量结余，就会减少对外筹资成本。由于医院的特殊性，可以获取的资金来源远远少于公司，医院主要的筹资渠道是银行借款及股权投资。

①唐凯，孙营营，姚萍. 现阶段医院管理问题及应对策略分析[J]. 临床医药文献电子杂志，2017，4（44）：8709.

（二）投资管理

投资是为了回收现金、取得大量的收益而导致的资金流出，比如购买国债、购置设备、建设分院、增加门诊等，这些方式都会使资金流出，也会使医院间接获取更多的资金流入。实际上投资管理是医院将筹集所得资金用在能够获取更多利益的地方，医院大多数是用于采购医疗设备。就医院的投资管理而言，可以将其分为固有的和隐性的投资方式，固有投资主要是通过医院购买固定资产等的对内投资以及用货币资金购买债券等的对外投资，隐性投资主要指无形资产的投资。不管是对内投资还是对外投资，都必须有着严格的控制流程和环节，主要是通过资金流入和流出的方式形成科学高效的投资运作模式。医院投资最终还是为了保障资本的有效增值。为了使投资与效益呈现正比的关系，达到投资越高，效益就越高的目的，就必须对投资进行有度的把握，切不可盲目扩张导致医院产生资产泡沫。

（三）营运资金管理

所谓医院营运资金管理专指对流动资产和流动负债的管理。流动资产的来源主要由货币资金和往来款构成。医院营运资金流转态势的好坏，其主要衡量指标是流动比率和速动比率，其中速动比率更能有效反映货币资金的周转情况。流动资产和流动负债二者之间的关系和运作模式必须进行有效的分析，必须进行合理的周转并采取有效的运作模式。一方面要杜绝和制止资金匮乏导致的财务风险的膨胀，另一方面也不能因为资金积累过多而产生医院资金循环周期的滞后。

（四）利润分配管理

利润分配管理主要是对企业在经营过程中产生的税后利润的分配管理，在投资利益相关者与企业之间进行分配的活动。利润分配要遵循一定的原则和程序进行，要严格遵守税收有关法律法规，及时足额缴税。在进行分配时，要尽可能保障投资者利益，协调各方关系。民营医院在财务指标中采用利润率来进行利润分析，这区别于公立医院的财务指标，公立医院采用收支结余率。收支结余是指医院收入与支出相抵后的余额，包括业务收支结余、财政项目补助收支结余、科教项目收支结余等。这两个财务指标是利润分配管理方面非常不同的概念。“利润”主要向民营医院的利益相关者进行分配，而“结余”是政府监督管理机构对公立医院资金运营现状进行监管。民营医院的收入来源主要是科教收入、医疗收入、药品收入、检查收入以及其他收入，支出渠道有科教支出、医疗支出、药品支出、管理费用以及其他支出。医院进行合理利润分配的关键就在于对支出的有效控制，一般通过加强收支结余、成本核算和财务分析来实现。因而，利润分配管理的精细程度与财务分析的切入深度，对提高医院的经营效率起导向作用。

第三节　医院财务管理的原则与任务

一、医院财务管理的原则

医院财务管理的原则就是组织财务活动、处理财务关系的准则。它是由医院的性质和组织管理的要求所决定的。医院财务管理应遵循以下几个原则。

（一）系统原则

系统是由若干个相互作用、相互依存的部分有机结合而成的整体。财务管理从筹资开始，到资金收回为止，经历了资金筹措、投放、收回、分配等几个阶段，这几个阶段相互联系、相互作用，组成一个整体，具有系统的性质。为此，做好医院财务管理工作，必须从财务管理系统的内部和外部入手，从各个科室、各个部门的协调和统一出发，这就是财务管理的系统原则。

（二）平衡原则

1. 量力而行和尽力而为相结合

医院要处理好事业发展和资金供需矛盾的关系就要坚持量力而行和尽力而为相结合的原则。医院各项事业发展都需要资金，在国家补贴相对不足的情况下，资金缺口较大。医院要提供质优价廉的医疗服务，必须坚持不多收、不乱收，把节约资金、降低医疗成本贯穿始终。量力而行，就是要尊重客观经济规律，从医院的实际出发，充分考虑财力可能，坚持把有限的资金投入到急需的地方，厉行节约、勤俭办事。尽力而为，就是在财力许可的范围内，充分发挥人的主观能动性，分清轻重缓急，统筹安排资金，合理使用各项资金，努力挖掘各方面的潜力，大力提高资金使用效率，反对花钱大手大脚和铺张浪费的现象。要使有限的资金得到合理的使用，就不能盲目投资，要进行科学论证，效益跟踪，认真总结经验，改进工作，切实提高资金的使用效益。

2. 国家、单位和个人三者利益的平衡兼顾

医院在财务管理中，要坚持国家、单位和个人三者利益兼顾的原则。医院作为相对独立的财务核算单位，要获取单位经济利益，讲求经济效益，但更要自觉维护国家的利益，顾全大局。在处理单位与职工之间的财务关系时，要坚持社会主义按劳分配制度，多劳多得，优劳优得，效率优先，兼顾公平。既要防止出现片面强调单位和个人的利益，忽视国家利益的现象，又要防止出现单纯强调国家利益，忽视单位和个人利益的现象。当三者利益发生冲突时，单位利益和个人利益必须服从国家利益。

3. 社会效益和经济效益的平衡

非营利性医院是承担一定政府福利职能的公益性组织，是非营利性经济组织，担负着救死扶伤、保护和提高人群健康水平的使命，根本目的是不断提高全民族身体素质，保障国家各项事业的发展。营利性医院也要讲求社会效益和经济效益的平衡。

（三）依法理财原则

1. 执行国家有关法律法规和财务制度

在社会主义市场经济条件下，一切经济活动必须在法律法规的范围内运行，财务活动也不例外。医院的财务管理要遵循法律法规和财务制度，牢固树立法律意识，坚持各项财务管理工作在法治轨道上运行，这是医院财务活动必须遵循的最基本的原则。严格执行这一原则，对规范医院财务行为、保证医院健康发展，具有十分重要的意义。坚持这一原则，要按照社会主义市场经济的要求，结合具体特点、实际情况，制定财务管理规定、财务管理办法，建立起一套科学的财务制度体系。

2. 建立健全医院内部财务制度

医院为了强化管理，不仅要严格遵循和执行国家财务管理法规，而且需要建立内部财务制度，确定内部的财务关系，明确内部各部门的权责分工和利益分配，加强财务部门控制约束机制建设，使财务活动有章可循，以增强

各部门的责任心，使各部门相互制约、协调一致地组织财务活动、处理财务关系。

（四）计划管理原则

实行计划管理，是由社会主义市场经济的风险性和财务活动的复杂性所决定的。所谓计划管理，指对影响医院理财活动的多种情况采用多种方法进行预测，对预测结果进行详细的分析，并通过预算的方式将其表现出来，以提高预见性。实行预算管理，是体现计划原则的重要保证。医院的全部财务活动包括一切收支，都要编制预算，实行预算管理。正确编制单位预算计划，可以有计划地组织单位财务活动，保证各项业务的顺利进行。医院预算计划的编制，要考虑计划期内的各种有利和不利因素，使计划具有先进性、科学性和可行性。在执行过程中如果发生重大变化，要对原预算计划按规定的程序进行调整，以正确指导财务活动和资金运动。

（五）统分结合原则

统分结合原则指统一领导、分级管理相结合。医院财务管理工作，应在主管领导或总会计师或首席财务总监（CFO）领导下由财务部门统一管理。医院财务部门统一管理医院的财务有利于强化医院财务管理，促进医院财务管理的规范化。同时设置单独的财务管理机构，配备必要的财务管理人员。

为了实现统一领导、分级管理，还应坚持管钱与管物相结合、使用资金与管理资金相结合、管理责任与管理权力相结合，在实行经济核算的条件下，应合理安排各部门、各科室在资金成本费用和收益管理中的职权关系，并制定一定的财务目标，定期考核，以实现医院各科室、各部门理财的目标和效率。①

二、医院财务管理的任务

医院财务管理的基本任务是按照国家的方针政策，根据自身资金运动的客观规律，利用价值形式、货币形式，对医院的经济活动进行综合管理，其具体任务如下。

①李芬．基于区块链技术的医院财务数据共享方法[J]．自动化技术与应用，2024，43（10）：126−130.

（一）合理编制预算，统筹安排各项资金

医院预算是医院完成各项工作任务，实现事业计划的重要保证，也是医院财务工作的基本依据。医院的全部财务收支，都要编制预算计划，实行计划管理。医院预算必须认真贯彻执行医疗卫生方针政策，按照量入为出、收支平衡的原则编制，不搞赤字预算。预算既要积极、先进、合理，又要控制消费，分清轻重缓急和主次先后；既保证重点，又兼顾一般，把有限的资金安排使用到最需要的地方，保证医疗任务的顺利完成。

（二）依法组织收入，积极筹措资金，保证资金需要

医院除了取得国家事业补贴外，还要在国家政策允许的范围内开发潜力，多形式、多渠道、多层次组织收入。但要以严格执行国家政策，禁止多收费、乱收费，不增加病人负担为前提。

（三）努力节约支出，控制费用和成本

医院在积极组织收入的同时，一定要加强支出管理，减少浪费，开展成本核算，压缩一切不必要的开支，节约使用资金，控制费用和成本。医院各项支出，要严格按照预算，制定支出消耗定额，由财会部门审核，经领导批准后执行。

（四）建立健全财务制度，加强经济核算和监督，提高资金使用效益

财务管理利用价值形式对医院经营活动进行综合性管理，促使各个环节讲求经济效益，勤俭节约，精打细算，管好资金，用好资金，充分发挥资金的使用效益，促使医院努力增收节支，堵塞漏洞，挖掘潜力，实行院科两级核算，争取用尽可能少的劳动消耗和物质消耗，提供更多优质的卫生服务。

（五）加强国有资产管理，防止国有资产流失

医院的国有资产是实现各项事业计划的物质基础，医院要按照有关国有资产管理的规定，制定并完善国有资产管理的具体办法，对单位国有资产进行严格管理、合理使用，防止国有资产流失。

（六）对医院经济活动进行财务控制和监督

医院的财务机构和财务人员必须严格执行各种财务制度，加强财务监督，严格遵守财经纪律，进行财务控制，督促医院根据国家的方针政策、制度和办法进行管理，以较少的耗费提供较好的医疗服务。对于违反财经法规和财务制度的行为要加以制止，维护财经纪律。财务控制和监督具有经常性和综合性特点，既可以通过财务收支计划做到事前控制，又可以通过各种资料发现经营过程中的有利和不利因素，做到事中控制和事后监督，以提高单位的整体效益。

第四节 医院财务管理的方法

为了实现财务管理目标，财务管理需要一定的方法，包括定性方法和定量方法。在不同的财务管理环节上，财务管理的方法也不同。

一、制定财务制度

财务制度是医院组织财务活动的规范，是对医疗服务活动实行财务监督的依据，是处理各种财务关系的准则。为了有效地对医院进行财务管理，医院必须根据国家的有关方针政策、法令法规、财经制度和财务制度，结合实际情况制定本单位的财务制度，使财务管理工作有法可依，有章可循。医院财务制度主要有财务会计制度、资金管理制度、财产物资管理制度、成本管理制度、财务收支审批制度、财务内部控制制度等。财务制度既要符合国家统一制度的规定，又要符合本单位的实际情况，还要简便可行，为有关部门和人员所接受，以便有效地加强财务管理和监督。

二、财务预测

财务预测是指根据有关财务活动的历史资料，依据现有条件，运用科学的方法对未来财务活动状况可能达到的数额和未来发展趋势所进行的预计和测算，为财务决策和财务预算提供科学的依据。财务预测的内容主要有：资金需要量及其利用效果的预测、投资和效益预测、收入和支出预测、成本和结余预测等。预测的方法是：第一，充分掌握过去的会计核算资料和计划期的有关指标，运用数学的方法加以计算分析，借以对未来财务指标或经济效益进行预测；第二，由熟悉财务业务活动的专门人员，根据过去的经验以及计划期的有关因素，对医院财务状况进行分析、判断，对未来的财务状况提出预测意见，预测出结果后再认真进行评价，并加以修正，减少盲目性，提高预见性。

财务预测包括以下几个内容。

第一，明确预测对象和目的。预测的对象和目的不同，则资料的收集、方法的选择、结果的表现方式等也有不同的要求。为了达到预期的效果，应根据预测的具体对象和目的，确定预测的范围，保证预测的结果。

第二，确立财务预测的基本程序。确立财务预测的目标，有目的地收集资料，对各类资料进行科学的归类、汇总、调整等加工处理，选择合适的预测方法，有效地进行预测，检查和修正预测的结果，分析误差及其产生的原因，以保证目标的达成。

第三，选择财务预测的主要方法。财务预测的主要方法有：时间序列预测法、趋势预测法、因素预测法、现金流量法等。

三、财务决策

财务决策是指在财务预测的基础上，对已提出的各种方案进行定性、定量分析，进行科学的、经济的、技术的论证，作出有根据的分析结论，经过分析比较，权衡利弊得失，确定最佳方案。

财务决策一经确定，就要编制相应的预算计划，并调整医院的经济活动，因此是医院决策的重要组成部分。财务决策的正确与否直接关系医院的兴衰和成败。决策方法包括以下几个方面。

第一，优选对比法。将各种方案排列在一起，按其经济效益的好坏进行优选对比，从而作出决策。这是财务管理中的一个基本方法。包括总量对比法、差量对比法和指标对比法。总量对比法是对不同方案的总收入、总成本或结余等进行对比，以确定最佳方案的一种方法。差量对比法是对不同方案的预期收入之间的差额进行对比，求出差量利润，以便作出决策。指标对比法是一种通过对不同方案经济效益的指标进行对比，以确定最优方案的方法。例如，在进行长期投资决策时，可把不同投资方案的净现值、内含报酬率、现值指数等指标进行对比，从而选择最优方案。

第二，线性规划法。根据运筹学原理，对具有线性联系的极值问题进行求解，从而确定最优方案。在若干约束条件下，例如资金总量、服务人次、检查次数等一定的情况下，这种方法能够帮助管理人员对如何合理组织人力、财力、物力等作出最优决策。

第三，损益决策法。这是在不确定情况下进行决策的一种方法，是将各个方案收益的最大值和最小值都计算出来，然后取其最大值。①

四、财务预算

财务预算是医院对其一定时期内资金运动所作的计划，是以货币形式把各方面的计划综合平衡，便于医院内部各职能部门根据统一的目标，安排自己的活动，采取必要的措施，保证计划的完成。医院财务预算计划，主要包括资金筹集和使用计划、业务收支计划、成本费用计划、流动资金计划、专项资金计划等。

编制财务预算计划的程序是：收集和整理资料，根据上期指标执行情况和财务决策，合理提出财务计划指标；结合医院各项工作计划，对各项指标进行协调、综合平衡，在先进、合理的技术经济定额的基础上，调整指标，编制财务计划。编制财务计划的方法如下。

（一）平衡法

平衡法，指在编制财务计划时，利用有关指标客观存在的内在平衡关系计算确定计划指标的方法。例如，在确定一定时间现金期末余额时，便可利用如下公式。

期末现金余额=期末余额+本期增加额-本期减少额

平衡法的优点是便于分析计算，工作量不大，结果比较准确明了，适用于那些具有平衡关系的计划指标的确定。但是在运用平衡法时要注意，具有平衡关系的每一个指标不能重复或遗漏，并且计算口径要一致。

（二）因素法

因素法，也称因素推算法，是指在编制财务计划时，根据影响某指标的各种因素，来推算该指标计划数的方法。因素法计算出的结果一般比较准

①杨约芸．医院财务管理信息化建设的优化路径[J]．乡镇企业导报，2024，(19)：105-107.

确，但计算过程比较复杂。

（三）比例法

比例法，指在编制财务计划时，根据历史形成的比较稳定的各项指标之间的比例关系，来计算计划指标的方法。例如，在推算一定时期资金占用量时，可以使用历史上的资金占用额与业务收入之间的比例和当期业务收入来确定。比例法的优点是计算简便，但所使用的比例必须恰当，否则会出现偏差。

（四）定额法

定额法，指在编制财务计划时，以定额作为计划指标的一种方法。在定额管理基础比较好的医院，采用定额法确定的预算指标不仅切合实际，而且有利于定额管理和计划管理相结合。但要根据实际情况的变化不断修改定额，使定额切实可行。

五、财务控制

财务控制是指在经营活动过程中，以计划和各项指标为依据，对资金的收入、支出、占用、耗费进行日常的计算和审核，以实现计划指标，提高经济效益。实行财务控制是落实计划任务，保证计划实现的有效措施。为了保证财务管理工作任务的完成和财务计划目标的实现，医院财务部门必须加强日常财务控制工作，以财务制度为依据，以财务计划为目标，以财务定额为标准，并与经济责任制相结合，明确各科室、各部门和有关人员的责权关系，使财务控制工作岗位化、具体化。

财务控制方法包括以下几项工作：制定控制标准，将标准分解到各科室或个人，便于日常控制；执行标准，主要采用实耗指标、限额领用、限额支票等；对实际完成的差异及时发现、分析研究，消除不利差异，以便及时调整预算计划。财务控制的方法体现在事前控制、事中控制和事后控制的全过程中。

六、财务分析

财务分析是指以会计核算资料为主要依据，对单位财务过程和结果进行调查研究，并与上期资料对比，进而对财务状况进行分析并采取有效措施，以保证计划的完成。借助财务分析，可以掌握财务计划和财务指标的完成情况，并有利于改善财务预测、财务计划工作，研究和掌握医院财务活动的规律性，不断改进财务工作。财务分析的主要方法包括：比较分析法、比率分析法、连环代替法、综合分析法及平衡分析法等，简要介绍其中几种。

（一）比较分析法

比较分析法，是通过将相关指标进行对比来分析医院财务状况的一种方法。比较分析法要对同一指标的不同方面进行比较，从数量上确定差异，为进一步查找差异原因提供依据。例如，通过与计划数的比较，可以查明该项指标完成计划的程度；通过同历史时期有关数字比较，可以发现有关财务指标的趋势等。比较分析法是一种方便实用的方法，它适用面广，具有分析过程简单、解释问题清楚等优点。但是在运用比较分析法时，一定要注意指标之间的可比性，可比性是应用比较分析法的前提。

（二）比率分析法

比率分析法，是将有关指标进行对比，用比率来反映它们之间的关系。主要的比率包括：①相关指标比率。这是根据财务活动存在的相互依存、相互联系的关系，将两个性质不同但又相关的数值相比，求出比率，从中找出客观规律。例如，将医院的收入和固定资产的占用联系在一起计算比率，反映资金占用率的情况。②构成比率。计算某指标的各个组成部分占总体的比重，分析其内容的变化趋势。例如，将负债资金同全部资金进行对比，求出资产负债率，以反映财务风险大小。③动态比率。将某项指标的不同时间数值相比，求出比率，反映财务活动的变化程度，分析有关指标的发展方向和增减速度。

（三）综合分析法

综合分析法，是把有关财务指标和影响医院财务状况的各种因素都有序地排列在一起，综合分析医院财务状况和经营成果的一种方法。对任何单一指标、单一因素进行分析，都不能全面评价医院的财务状况及其发展变动趋势，必须进行综合分析，才能对医院财务状况做出全面、系统的评价。在进行综合分析时，可以将以上提到的方法综合运用开展评价。

七、财务检查

财务检查是以核算资料为主要依据，根据国家制定的财经纪律及单位内的财务管理办法，对单位各项财务活动的合法性、合理性和有效性进行检查，它是实现财务监督手段的重要体现。通过财务检查，可以肯定成绩，揭露问题，有效地保证计划的完成，维护财经纪律，不断提高财务管理水平。通过检查，揭露单位的违法乱纪行为，发现财务管理环节中存在的问题，促使单位加强经济核算，改善财务管理。

财务检查的方法包括单位内部检查和外部检查两种。单位内部检查，主要是指各个科室、各个机构内部自身开展的检查，由财务人员、内审机构人员及其他有关部门组织完成。单位外部检查，主要由卫生主管部门、财政部门、物价部门、审计部门及其他部门来组织完成。

第五节 医院财务环境

一、医院财务环境的基本概念

医院是在一定的环境下诞生、存在、发展的，医院开展财务管理活动必然要受到国家的政治、经济体制以及相关政策法规制度等许多因素的制约，医院开展财务活动所产生的各种财务关系也应该受到国家政策的指导，这些客观存在的因素必然对医院财务活动产生一定的影响，财务管理活动的结果也是这些因素相互作用的结果。这种作用于理财主体的财务活动的条件、因素的总和，就是财务环境。

财务环境是实施财务管理的基础，没有良好的财务环境，就不能行使财务管理的各项职能。而财务环境也是动态可变的，它随着政治、经济、管理体制等外部因素的变化而变化。在市场经济条件下，医院的财务活动是一个开放系统，与内外部环境发生着资金、信息等方面的广泛交流。要实现医院财务管理目标，就要认识和把握医院的财务环境，并根据环境的变化做出相应的决策，以明确有利和不利的条件，避免决策失误，实现财务管理的目标。[1]

二、医院财务环境分析

医院财务环境按构成范围可分为外部财务环境和内部财务环境。从医院的外部环境来看，包括政治、经济、法律、文化、教育等各方面的环境；从医院的内部环境来看，医院组织形式、内部管理体制和管理组织机构、医院领导者和管理人员的素质等都对财务管理产生不同程度的影响。

（一）外部财务环境

所谓外部财务环境是指医院外部影响财务活动的条件和因素。外部财务环境的主要特点是影响范围大，影响间接，不容易控制也不便加以利用。其主要包括外部软环境和硬环境。

医院财务活动的外部软环境，是指影响财务活动的外部制度因素。如国家颁布的各种财政法律文件、财务法规、财务制度等，这些因素的存在，制约和影响着医院各种财务决策和财务行为，医院在规划、实施其财务行为时必须遵守和服从。

医院财务活动的外部硬环境，是指在一定的时间和空间条件下，在一定的数量规模上影响医院财务活动的客观条件和因素。如生产要素市场、金融市场、信息机构、国家有关管理机构、有经济业务记录的单位等。医院在规划、实施财务行为时，受其制约和影响。

医院财务活动的外部软环境和硬环境之间有着密不可分的关系，如国家颁布的各项财经法规制度，是医院财务外部软环境，它又与上级有关管理部门、财税机关、审计机构等硬环境的监督密切相连，只有将软环境和硬环境结合在一起，医院才能开展正常的财务活动。医院财务外部环境是独立于医院客观存在的，是医院不能控制和改变的。医院只能因势利导，充分利用有利的外部环境开展医院的财务活动。在社会主义市场经济条件下，医院财务外部环境的主要内容如下。

①宋佳奇．医院财务风险管理与控制策略研究[J]．乡镇企业导报，2024，（19）：159-161.

1. 宏观经济环境

医院的经济活动，是市场经济条件下社会经济运转中的一个组成部分，它直接受到国家的经济形势、政治形势、科技发展等总体环境的影响。国家根据整个国民经济发展和运行的需要，在一定时期内可能实施一系列的宏观调控政策。这些宏观调控政策、法规、条例，有的对医院财务决策、财务行为产生直接的影响，医院必须在国家宏观调控政策下，规范自己的财务活动。

2. 体制环境

自经济体制改革以来，国家赋予了医院更多的自主权。机制的转换，给医院注入了新的活力，但同时也使医院财务决策、财务活动出现了许多新情况和新问题。可见医院的财务活动与特定的经济体制相联系。

3. 法律环境

医院开展财务管理，必须遵循国家现有的法律法规。法律环境不仅为医院经营规定了行为准则及限制条件，而且为医院合法经营提供了保障。医院在提供服务的过程中，必须遵循的法律法规包括：①《中华人民共和国会计法》。这是开展会计核算和财务管理的基本法规。②《中华人民共和国契税法》。目前，医院分为营利性医院和非营利性医院，对于营利性医院，国家明确规定要依法纳税，所以税法中的相关规定，尤其是营业税的相关规定是营利性医院需要遵守的。③财务法规。开展财务管理除了要遵守会计法以外，由于卫生系统的特殊性，在事业单位财务管理准则的基础上，财政部下发的《医院财务管理办法》和《医院会计制度》也是开展财务管理所必须遵循的法规。

4. 金融环境

金融环境主要影响医院的融资理财，对医院的影响表现在金融市场和金融机构中。

（1）金融市场

金融市场的参与者包括资金的供给者和需求者。金融市场既为资金的需求者提供筹资的场所，也为资金的供给者提供多种投资和获利的机会。完善发达的金融市场对于调节资金的供求和流通，促进医院发展具有重要的意义。影响医院财务管理的金融市场因素包括以下几点。

第一，货币市场。货币市场是指融资期限在一年以内的短期资金市场，包括：①票据贴现市场。商业票据的持有人在票据到期之前可到银行将商业票据转让给银行，银行以一定的贴现率计算贴现息以后，将票据到期额扣除贴现息之后的余额支付给持有人，持有人借此实现短期融资。②短期证券市场。信誉好的医院需要短期资金时，可以通过发行短期融资券来筹措资金，以满足经营活动的需要。

第二，资本市场。资本市场是指融资期限在一年以上的长期资金市场，包括：①长期借贷市场。银行等金融机构从社会各方吸收存款作为资金来源，向医院提供长期贷款。②长期证券市场。筹资者通过发行股票或债券筹集相对稳定的长期资金，投资者通过买卖股票或债券获得投资收益。

（2）金融机构

金融机构是在金融市场上沟通资金供给者和资金需求者之间资金融通的媒介。资金供给者和资金需求者之间有时会直接交易，即直接融资，但更多的时候是通过一定的金融机构进行间接融资。我国目前的金融机构包括中国人民银行，各种政策性银行如中国进出口银行等，商业银行如中国工商银行、中国建设银行等。此外还有一些金融机构，例如信托公司、证券公司、租赁公司等。这些机构通过多种不同的形式为医院的筹资提供了必要的服务，随着经济的发展，这些金融机构在医院的筹资理财活动中所发挥的作用将会越来越大。

（二）内部财务环境

所谓内部财务环境，是指医院内部客观存在的条件和因素。医院内部财务环境也可分为软环境和硬环境。内部财务环境的主要特点是影响范围小、影响直接、易把握。医院内部财务环境是医院进行财务活动的基础，是医院发展的基本条件。

医院内部财务软环境，一般是指医院内部自行制定的管理规章制度。医院在规划、决策财务活动时，必须对医院领导的财务管理水平以及职工的素质加以全面考虑，从而做出全面而客观的决策。

医院内部财务硬环境，一般是指医院的资产、负债状况，如固定资产与流动资产的规模、结构以及两者之间的比例关系，固定资产利用程度，医院资产负债率等。这些硬环境实际上是医院的财务条件和能力。医院在规划其财务活动时将直接受到这些因素的影响。医院财务管理人员必须从本单位实际情况出发，根据财力可能合理安排医院财务活动，做到客观实际。医院内部财务环境中的软环境和硬环境之间相互结合，制约和影响着医院的财务活动。

医院内部环境的资料一般比较容易取得，而且往往有现成资料可以利用。医院内部财务环境从内容看，一般包括医院类型、医院规模、内部管理水平和组成人员素质、资金构成、设备状况、业务运转环节等。

1. 组织结构

医院的组织结构对医院财务管理的质量影响很大。医院改制以后，出现了股份制医院，并形成董事会，董事会制定决策，委派总经理执行决策。在这种股份制医院中，出现了首席财务总监（CFO），专门负责财务管理工作，因此，在这种组织结构中，财务管理的环境较好，管理的水平也较高。如果不具备这种组织结构，在现有的医院体制下，若能够实行总会计师制度，对财务管理活动也非常有利。

2. 财务管理水平和素质

医院的财务管理水平是医院内部财务管理体制和制度、基础管理工作、财务管理人员业务素质和职业道德、财务管理工作和经验等方面的综合。医院进行财务决策时，必须充分考虑到自身的财务管理水平。财务决策者的素质是指决策者自身的文化水平、知识结构、经历、经验、胆略、年龄等。决策者的素质对选择合理、有效的方案有着极其重大的影响。

3. 资产的总量及其结构比例

医院资产代表一个医院的经济实力，医院的固定资产体现医院的规模，流动资产体现医院的营运能力。医院拥有一定的资产，要合理规划固定资产和流动资产的结构比例，还要考虑资产负债率。

第八章 医院统计学概述

第一节 医院统计学基本概念

一、统计学

统计学是对所研究的对象从事数字资料的搜集、整理、分析、推断和解释，进而表现其规律或特征的一门学科。就其性质而言，它是一种方法论，内容包括统计原理和统计技术两个方面。统计原理主要是用数学的方法证明统计学中所用方法、公式的正确性。而统计技术主要是具体统计方法在搜集、整理、分析、推断和解释统计数据的应用。统计技术的应用，最终目的在于以揭示事物本质为目的获得对于事物的认识的一种手段或科学方法。

二、医院统计学

医院统计学是统计学分支的一门应用学科，是在医院工作中对搜集和积累的各种数据资料进行处理，获得各种反映医院工作的统计指标，评价和分析医院工作的质量与效果，为指导医院管理与决策提供统计信息与支持。医院统计学是医院管理科学中必不可少的重要工作，它为医院上级主管部门、医院领导和医院管理职能部门从事组织、计划、协调、指挥、监控、决策提供重要的依据。同时医院统计学也包含了在基础医学和临床医学研究中的应用，为医疗工作的经验总结、医疗技术的前沿研究提供统计学的支持。①

①张小凤．大数据时代下公立医院内部控制管理研究[J]. 财会学习，2024，(28)：155−157.

第二节 医院统计学的研究内容

《中华人民共和国统计法》规定：统计的基本任务是对经济社会发展情况进行统计调查、统计分析，提供统计资料和统计咨询意见，实行统计监督。这是医院统计工作的任务，如何高质量地完成这些任务，就是医院统计学研究的主要内容。

早期的医院统计工作仅仅是简单地收集一些基础数据，并根据报表要求按时上报即可。但随着医疗卫生事业的发展，医院统计工作的内容越来越丰富，要求也越来越高。除了基本的报表工作，深入的数据分析和数据挖掘已成为必不可少的工作内容，医院统计信息化也成为统计人员必须了解的发展方向。

一、医院统计工作制度与统计工作规范

（一）医院统计工作制度

《中华人民共和国统计法》明确了统计工作的权利和责任，完善的制度则是医院统计工作顺利开展的保证。医院统计工作不仅是统计部门的工作，它还涉及其他多个部门，必须得到各部门的配合支持，才能做好统计工作。因此，统计制度并不仅针对统计部门，而是对所有部门都有约束力。

（二）医院统计工作规范

相对于统计制度而言，统计工作规范更多是对医院统计人员和统计工作的要求。从国家、卫生系统、各级卫生管理部门到基层医疗机构，各个层面都有对医院统计工作的要求，在法律和制度的指导下建立严格而切实可行的工作规范是医院统计学研究的首要内容。

医院统计工作规范的内容一般包括以下几个方面。

1. 对医院统计人员的要求

现代医院统计学对医院统计人员的素质提出了更高的要求。医院统计人员不仅要有强烈的事业心、科学严谨的工作态度，更要具有医院管理、医学专业、统计学及计算机专业等多方面的知识。为保证医院统计队伍的稳定和专业素质，必须对医院统计人员提出要求并列入规范，如人员配置、专业学

习经历、上岗培训、业务培训等。

2. 岗位职责

不同级别的卫生机构、不同级别的医院统计工作人员在医院统计工作中承担着不同的工作职责，需要在规范中明确基本的职责，以便各司其职。

3. 工作流程

医院统计工作头绪多，时效性要求强，因此根据各医院的工作特点，合理制定工作流程非常重要。流程中应对各工作环节及环节之间的衔接有详细明确的要求。

4. 数据来源与管理

没有规范、没有标准的统计数据就没有可比性，也无法共享。上级主管部门对统计指标的规定往往是大方向的，比较粗略。在具体基层工作中，就需要从每一个基础的统计指标入手，制定统计规范、明确指标口径、统一数据标准，以及在信息化形势下确定统计指标的口径变化，使各指标含义容易理解、便于执行，这是医院统计学研究的重要内容。[①]

二、医院统计数据的收集与展现

（一）医院统计数据的采集、整理与加工

医院统计报表来源于医院医疗业务与管理工作所生成的原始数据。原始数据的采集是医院统计工作的基础。早期的医院统计工作采用手工填报方式收集数据，有时还需要以抽查方式获得数据。随着医院信息系统的普及与应用，数据采集向自动化、系统化方向发展。目前，完整的数据采集仍有赖于几种方式的结合使用，从而获得全面的统计数据。

对于采集的原始数据，还需要经过数据审核、质量检查、逻辑关系判断、清洗与转换等工作，使之符合统计规范。在数据的整理与加工中，国际疾病分类（ICD）是一项基础的工作。ICD是一种疾病分类方法，它是公认的疾病分类的国际标准。ICD通过对疾病、手术操作进行编码和分类，为病种分析以及衍生出来的其他统计分析提供了依据。

①刘琰．现行医保结算方式下医院财务管理研究[J]．财会学习，2024，(29)：25-27.

（二）医院统计数据的展现

医院统计数据经过收集、整理、加工后，可以采用各种方式来展现，为医院管理与决策提供统计信息。

1. 统计报表

统计报表是统计数据展现的最主要的一种形式。准确、及时地完成国家法定报表和上级部门要求的报表是医院统计工作的最基本内容。医院统计学的最基本要求就是认识各类报表，了解报表中的各类统计指标及其数据来源、统计口径、计算方法和统计意义等。

2. 统计图形

统计图形能以一种更直观的方式来展现统计数据。这要求医院统计工作者掌握各种统计图形的制作与使用条件。

3. 统计年鉴与资料汇编

统计年鉴是将年度医院业务与管理工作的各个方面的情况进行集中展示。资料汇编是将若干年的统计资料分门别类地编辑成册。这是医院统计工作的进一步要求。

三、医院统计数据分析

医院的统计信息工作是医院管理的重要组成部分，医院要充分利用统计信息，对医院工作进行分析和评价，为医院领导的决策提供科学依据。信息化时代的医院统计工作已不能满足于完成统计报表和数据积累，而是要用更先进的技术手段高效地管理数据，还要能从海量数据中发现问题，使用统计学方法对数据进行分析，找出规律，挖掘出隐藏在数据中的信息，并且去粗取精，将统计结果迅速、直观地表达出来，帮助管理者理解数据、准确掌握信息，协助改进医疗质量，改善医院管理，这才是医院统计工作的最终目的，也是医学统计学需要研究的最重要的内容。

（一）基本医院统计分析

基本医院统计分析是最常用的内容，也是其他分析的基础。它包括医院业务量的分析、病床与人员等医疗资源的分析、医疗费用的分析、病种的分析等。这些分析既可以进行横向、纵向对比，也可以使用单因素、多因素的统计分析方法。特别需要注意的是要统一基本统计指标的口径，明确数据来源，理解指标含义，才能保证数据的可比性，恰当地应用各项指标进行综合分析。

（二）专题研究分析

1. 时间序列分析

医疗行业的很多数据都是时间序列，常常需要进行统计预测分析，如建立工作目标、设定资源配置、制订采购计划等，因此在医院统计工作中掌握时间序列分析非常重要。而时间序列分析的方法很多，各有优缺点，需要根据实际的条件选用不同的方法。

2. 医院绩效分析

不同的医院之间、相同医院内部的不同科室之间，常常需要进行绩效的对比、考核。但由于规模不同、级别不同、技术力量不同、专业侧重不同等原因，若用基础的统计指标进行直接对比，往往难以得出客观合理的结论。综合评价方法是医院绩效分析中常用的一种分析评价方法。

3. 临床药物应用分析

药物使用是临床治疗的重要方法，药品费用也是医疗费用中最受关注的一部分。药物使用是否合理，是否存在药物滥用，不同药物的成本和疗效对比，甚至医生的用药习惯，可以通过临床药物应用分析和经济学评价进行研究。

4. 医疗质量管理和统计质量控制

医疗质量管理是一个备受重视的主题。近年来，国家卫生健康委推行医院评审制度，旨在提高医疗质量。进行统计质量控制是不断改进医疗工作流程、提高医疗质量的重要手段，也是获得准确数据的保障。统计质量控制的工具很多，在不同情况下选择合适的统计质量控制工具，将对发现问题、提出合理化建议发挥重要作用。

四、医院统计调查与试验设计

调查是医院统计数据的来源之一，临床试验则是施加临床干预措施的医学研究，二者都是医院统计学的高级应用。

统计调查在医院统计工作中的应用十分广泛。各类法定统计报表就是国家对医院工作情况的调查，由此衍生出的医院各类数据收集与分析都是统计调查的范畴。可以说医院统计工作基本上都建立在调查的基础之上。医院统计工作中的统计调查有全面调查（如门诊人次、住院人次的调查）、抽样调查（如病人满意度调查）。各类调查都会应用到统计调查的方法，如周密制订计划，合理设计表格，适当抽取样本，科学分析数据等，并且要将统计学知识综合运用其中，才能准确高效地完成调查工作。

临床试验的特点是要对受试对象施加干预措施，除了医学和统计学的知识，还涉及伦理学问题。临床试验设计和实施在方法上要求比统计调查更为严格。

五、医院统计信息化

传统的医院统计工作主要依赖纸笔、直尺以及计算器，数据表格的绘制、原始数据的记录、各类工作量的计数、汇总、报送等，几乎都是手工完成。因此，早期的医院统计工作十分繁重却又效率低下，大量时间和人力都消耗在原始数据的搜集和积累上，不但统计的时效性差，而且统计的范围也十分局限，深入的统计分析很少见。

计算机的广泛应用使医院统计工作发生了巨大改变，医院信息化发展革新了医院统计工作。卫生信息平台和数字化医院的建设可以在瞬息之间准确地搜集和处理大量医疗卫生信息，网络的建设使数据传输变得更为快捷，医院管理工作者对及时获取信息、深度分析信息的需求与日俱增。因此，医院统计工作者要由传统的以制作和完成医院统计工作报表为主，转向以数据挖掘、统计分析为主，找出医院运行中存在的问题及其规律性，为医院领导制定政策、加强医院管理提供依据。

（一）医院信息化对医院统计工作的影响

医院信息化对医院统计工作产生的深刻影响体现于整个工作流程。

在数据收集阶段，手工登记、手工填报的方式被医院信息系统（HIS）的电子数据搜索、传输所取代，数据数量成倍增长，分类更加细化。每天从医疗业务中产生的海量数据都存储在HIS中，从中调取需要的数据并通过网络传输成为主要的数据收集方式，如门诊、住院工作日志，手术、医技业务工作量，病人基本信息及医疗费用等。以HIS的数据为基础，建立数据仓库，将医院业务数据与统计数据隔离，彼此互不干扰，使医院数据安全高效运行。

在数据整理分析阶段，先进的数据查询软件、统计分析软件帮助统计人员进行数据挖掘，而不仅仅是计算总量、率、比。掌握多方面的信息使分析更为全面，软件的熟练使用使分析结果的呈现更为直观、多样而美观。也可自行开发应用程序，使常规分析实现自动化。

在数据交换、报告、发布阶段，网络建设的逐渐成熟使“无纸化”成为现实。各级统计部门建立了网络直报平台，构成了统计信息网络的基本框架，使数据上报更为迅速，同时可进行自动化数据审核、上报反馈，对上报数据进行质量控制。与HIS之间建立的数据交换平台则可以直接从各基层医疗机构取用数据，极大地提高数据的时效性和真实性。在医院内部则通过医院的办公系统或HIS系统，进行交互式数据发布，使统计服务实现网络化。

医院信息化发展促进了医院统计信息化的发展。但由于基层机构对医院统计的重视不足，统计人员的知识结构不理想，因此医院统计信息化还相对滞后。怎样加快医院统计信息化建设，改变医院统计的工作模式，同时保证数据安全，包括数据的完整性、保密性，也是医院统计学需要研究的重要内容。

（二）医院统计信息化的应用和实现

1. 数据管理和数据仓库

医院统计工作信息化不仅仅是将统计数据存入电脑，而是更重视应用数据库手段将统计数据结构化。在不影响医院正常业务的情况下，对数据进行高效的管理，自动生成常规报表，迅速获取任何非常规的数据。统计人员从日常的报表工作中解放出来，投入更多精力进行深入的统计分析。

2. 医院统计决策支持系统

面向医院管理的统计决策支持系统是医院统计工作信息化的最佳实例，使用者无须掌握太多医院统计学知识，就能在非常友好的界面中完成基本的医院统计工作，而且还能按照使用者的需求定制修改。该系统的建立主要依赖于电脑系统工程师，但如果没有统计人员的协助，系统中的数据采集和结果呈现都可能偏离方向。因此，统计人员应参与到系统建立的过程中，将医院统计学知识和实际医院统计工作的经验加入系统中，并跟进后续的不断更新。这样才能建立起高效可靠的医院统计决策支持系统。

第三节 医院统计工作基本步骤

医院统计工作贯穿于医院工作的全部过程，并渗透到医院的各个科室。因此医院统计工作就是要全面、系统地收集医院各项业务活动的信息资料，包括医疗活动的各项记录、人员设备的配置、药品材料的消耗、资金的流动等方方面面，并对各项数据进行审核、整理、积累、分析，按照统计法规的要求及时上报各类报表，完成各类统计分析报告，为管理者提供反映医院建设、发展趋势及存在问题的可靠依据。

医院统计学在医院工作中的应用一般分为三个基本步骤：收集资料、整理资料和分析资料。第一步骤收集资料最为重要，应按照要求及时收集准确而完整的原始资料。这一步骤是统计工作的前提与基础。第二步骤是将收集来的原始资料有目的、有计划地进行科学加工，即分组、归纳、汇总和列表，使之系统化、条理化，以便进行统计分析。第三步骤是将统计整理后所得到的结果进一步计算出相应的统计指标，结合实际情况，运用科学的统计方法进行评价和综合分析，阐明事物的规律以便指导工作。这三个步骤是紧密联系的，任何一个环节有了差错都会影响统计结果的正确性。

一、医院统计资料的收集

医院统计资料的收集要有目的，盲目地收集资料既浪费资源，又降低统计工作效率。因此收集资料前要先做好设计，再按照设计收集资料。

（一）设计要求

1. 首先明确目的

对被观察事物有一定的了解，借助以往的工作经验和参考文献，或通过试查和预备试验，掌握较多信息。

2. 全面考虑工作的全过程

例如：根据目的需要收集哪些资料？人力、财力和客观条件是否能办到？用什么方式和方法收取原始资料（包括拟定调查表格、实验记录等）？如何整理汇总原始资料（如分组要求和拟定整理表等）？如何对汇总资料进一步计算有关统计指标？预期说明了什么问题？……对上述问题均需周密考虑，明确回答，根据实际情况，做出科学细致的安排。

（二）医院统计资料的来源

1. 日常医疗工作原始记录和各种报告卡

包括门诊、住院的病案，门诊、病室、科室的工作日志，医技、辅助科室的各种检查、治疗的原始登记簿以及人员、物资、设备、费用等资料。这些资料既是各科室必要的日常工作记录，又是统计资料的主要来源。各种传染病报告卡，出生、死亡报告卡，肿瘤、职业病等专用报告卡，也是统计工作的基本资料。因此，这些资料的内容设计、使用和保管，都要与统计室共同研究决定。

2. 统计报表

统计报表是用表格形式，按照规定时间、程序，系统地收集统计资料的一种方法。报表一般可分为日报表、月报表。日报表有病室工作日志，门（急）诊工作日志等，月报表有医院工作动态表以及医技、辅助科室、财经、设备、物资供应等部门用来反映每月的工作数量和工作质量的统计表。还有一些需要每隔一定时期做一次性调查的资料，也属报表范畴之内。统计室根据以上各类报表，综合整理出全院的月报表、季报表和年度报表。报送上级卫生行政机关及本院领导作为管理医院的参考资料。

3. 医院信息系统（HIS）

医院管理信息化后，大量的日常医疗工作原始记录和报告卡都可以通过HIS系统记录的各项业务发生情况方便得到。常规的日报表、月报表等统计报表也可以通过HIS系统直接汇总。特殊的报告卡，如传染病、肿瘤等报告卡也能在HIS中设置，实现无纸上报。采用电子病历以后，病案信息的生成、存储均可以通过系统完成。因此，医院信息系统成为统计数据的重要来源。但是各类数据在HIS中呈现的形式、表格设计等工作，都需要统计人员参与。

4. 专题调查

专题调查是根据工作需要所进行的专题调查研究，是统计资料收集的一种特殊方式。例如：某疾病死亡调查表、某种治疗方法的疗效调查和远期疗效的专题随访等。在进行专题调查时，应严格按照事先制订的调查计划执行，实事求是地填写各种调查项目，并认真检查和核实。否则，会影响统计资料的质量，得不到正确的结果。

上述各种原始资料的内容与格式要注意设计合理，既要满足统计工作的要求又要便于调查人员的填写。同时要教育调查人员认识原始资料的重要性，认真填写。另外，还要建立健全统计资料的检查和保管制度，以确保统计资料的正确性和完整性。①

二、医院统计资料的整理

医院统计资料的整理是将收集到的大量的、分散的各种原始资料，进行科学的加工和综合，将原始资料系统化、条理化的过程，也就是科学地分组归纳的过程，使之成为系统的能够使用的资料。整理资料的步骤和注意事项如下。

（一）仔细检查

仔细检查与核对原始资料，观察是否有重复、遗漏，以及登记项目是否准确无误。实际工作中常使用逻辑性审查和计算性审查。

逻辑性审查：即审查资料各项目之间的关系是否合乎逻辑，有无自相矛盾的地方。如疾病的诊断与患者的年龄、性别以及治疗效果是否矛盾。如慢性支气管炎患者共10例，治愈9例，其平均住院天数仅2天；又如某胃溃疡患者，年龄为1岁。在逻辑审查时，如发现有问题或疑点时，应立即与有关部门进行复查与核实，并及时予以更正。

计算性审查：即审查资料中各相关栏目合计有无差错，纵横关系是否平衡，计算出的指标是否正确等。

①张晶，刘宏伟，王彤．统计学视角下医院经济运营应用与研究[J]．财经界，2024，(05)：21–23.

（二）分组整理

根据资料性质或数量特征进行分组设计与整理。分组、汇总和编制各种报表都是整理资料的具体方法和过程。任何一种原始资料不进行科学的整理，就不可能进行科学的分析。

（三）妥善保管

原始资料和整理资料都要妥善保管，以便随时进行检查、核对。

三、医院统计资料的分析

通过收集来的原始资料和经过整理的统计资料只能说明某现象的状况“是什么”而不能回答“为什么”。所以，仅仅有了统计数据还不能反映问题的实质，还必须通过统计分析，观察和研究事物的动态和差异，从中找出规律，才能指导我们的实际工作。

（一）医院统计分析的基本内容与方法

医院统计工作要认真分析研究各项业务活动的工作数量和质量情况，总结医院工作的经验，找出问题与差距，并提出相应的改进措施。所以，医院统计工作不能仅停留在统计报表的数字填报上，还必须认真做好统计分析工作。

1. 医院统计分析的基本内容

分析事物的内部构成：是认识事物的内在联系，掌握事物构成因素和特点，分析事物的规律性及其变化原因的有效方法。

例如：医院各类人员的构成，可以看出人员结构是否合理；各科门诊人次的构成和时间分布，可以大致分析出各科门诊的忙闲程度，有利于解决门诊时间的安排和各科室门诊人员的配备等。

分析事物之间的相互联系：客观事物都有着相互联系，相互依存，相互制约的关系，只有了解各事物之间的相互关系，才能掌握做好各项工作的主动权。例如：分析外科的工作情况，必须了解外科的门诊工作及病床的使用；了解手术室、麻醉科的设备条件、技术力量及血库的供应；了解医技、辅助科室的配合和临床医生的技能等问题。只有通过对上述诸因素的综合分析，才能从中发现问题，最终解决问题。

分析计划指标完成情况：医院的任何一项工作，事先都应制订出计划和要求。在新的一年开始时，要依据资源配置状况、往年的指标完成情况和本年度的设想，并与有关科室、部门讨论后，制定出合理计划指标，作为新的一年的奋斗目标。然后，在新的一年中逐月监督和分析其计划完成情况，为今后制订计划提供依据。

综合对比分析：这是分析一个时期（季度、年度）总体情况的一种方法。它可以使用全部的医疗指标或重点选用某些指标来说明这一时期内的总成绩和总问题。

2. 医院统计分析的基本方法

统计分析是信息反馈过程中的重要环节之一，统计分析方法从逻辑思维方面可以概括为两种：一种是归纳法，包括平均分析、相对分析、回归分析、相关分析、时间序列分析以及综合分析等；另一种是演绎法，包括统计推断、统计预测、统计决策以及质量管理等。

统计分析方法的选择依据有二：研究目的和资料性质。研究目的在设计中已经确定，根据收集资料的目的做相应分析：一般情况分析（即一般水平的概括分析）——平均分析或相对分析。动态分析，观察动态变化趋势和规律——动态数列和时间序列分析。探讨有关因素间的作用——相关与回归分析。

研究受多因素影响的复杂现象——综合分析或多元分析方法。了解某项特殊问题——专题抽样调查进行统计推断。

统计推断常是在确定概率的基础上进行，但实际情况常是不确定性的，这时须进行判断——统计预测和决策。

根据决策，具体制订规划或计划。在计划执行进程中，需要加以管理和控制质量控制。

还有分析地区城乡人口分布及健康水平；分析卫生保健服务的资源及利用情况；分析卫生事业发展计划的执行情况等。

正确运用统计方法也是我们从传统的经验管理向现代科学计划管理迈进的起点。在统计资料的处理中，资料性质不同必须用不同的统计方法，首先依据资料性质分类，再选用相关的统计指标和分析方法。

（二）医院统计分析的形式

一般可分为定期的综合分析和不定期的专题分析。

定期的综合分析：是按照报告期（月、季、半年、全年）的医院工作报表或住院病人的疾病分类等报表的内容，进行全面的综合分析，及时地反映成绩，同时研究存在的问题，找出原因并提出解决方法的建议。定期的综合分析报告，既有利于院领导及时全面地了解医院各项业务活动的概况，同时还有利于各科室之间的相互了解和相互促进。

不定期的专题分析：是依照定期综合分析中发现的问题，进一步深入系统地观察和集中研究，找出问题的根源并提出具体的解决办法。所以，专题分析是综合分析的发展和补充。

医院统计分析，可以是定期的综合分析，也可以是不定期的专题分析，或者两种方法结合使用。总之，只有把统计数字用“活”，才能真正发挥其“参谋、助手”的作用。

（三）医院统计分析的基本要求

为了做好医院的统计分析工作，必须抓住事物的主要矛盾，突出重点，在全面分析的同时，进行典型调查。在统计分析时要注意分析事物的内部结构，分析事物的发展动态以及各事物之间的相互关系。做好统计分析工作，不仅要掌握有关的统计资料，还要深入基层，和病房科室的工作人员一起进行认真细致的调查研究。做到理论与实践相结合，统计分析才能发挥其应有的作用。

第四节 医院统计学在医院管理工作中的应用

医院统计学在医院管理中的应用可分为两个方面：描述统计和推断统计。

一、描述统计

描述统计包括资料的收集、整理和分析。收集资料包括调查与实验的设计，以及控制或减少资料的偏性、误差和无反应性等；整理和分析是资料的表达过程，运用统计表、统计图、统计指标来描述资料的分布、构成及趋势（集中的、离散的、发展的），进而拟合适度的数学模型反映其规律，而且用曲线、表格、图表反映数据更加容易理解。简单地说，就是通过收集医院的各项业务活动的原始数据，积累统计资料，用统计学的方法整理、分析，发现问题，找出规律，用报表、简报、报告等形式全面反映医院收治患者、医疗质量、医院运营等各方面的情况。

二、推断统计

推断统计是由部分数据推测全体而进行的统计处理，对医院管理人员在医疗质量管理、绩效评价、预测预报、决策支持方面非常有用。医院统计工作必须通过调查研究，运用各种统计方法分析事物变化的规律，如应用时间序列分析法研究发展的趋势，使用综合评价法来评价医院工作质量，利用多元分析法预测卫生人力资源的发展和卫生服务需求，以及医院投入与产出的分析等。写出分析报告，便于领导制订计划与措施、检查落实程度与效果、预测发展趋势与决策。①

①李云峰，向萍，杨业春.《中国医院统计》论文研究热点和前沿演化分析[J]. 中国医院统计，2023，30（06）：469-475+480.

第九章 医院统计工作程序及指标

第一节 统计设计与统计调查

一、统计设计

统计设计是指根据统计研究对象的性质和研究目的，对统计的各方面和各个环节进行总体考虑和安排。统计设计的结果表现为各种标准、规定、制度、方案和办法，如统计分类标准、统计目录、统计指标体系、统计报表制度、统计调查方案、统计整理和汇总方案等。在统计设计时，首先要明确设计的主要内容，也就是要明确统计指标和统计指标体系，而上级卫生行政部门确定的医院上报统计指标是医院统计指标体系的主体。同时，医院统计部门还应根据本院的实际情况和管理工作的需要，自行设计一部分供医院内部评价工作质量使用的统计指标，就是通常的内部报表。统计设计是做好统计工作的前提，特别是在目前统计工作逐步实现计算机化的条件下，统计设计的作用显得尤其重要。

（一）统计设计的内容

统计设计的主要内容包括统计指标和统计指标体系设计，统计分类和分组设计，统计表格设计，原始资料收集方法设计，统计工作各部门、各阶段的协调和联系，统计力量组织、培训和任务安排，等等。其中统计指标和统计指标体系设计是统计设计工作的关键环节。

（二）统计指标和统计指标体系

1. 统计指标

统计指标是表明社会经济现象总体特征的数量名称和具体数值。统计指标一般由指标名称、计算方法、计量单位、时间限制、空间限制和指标数值六个要素构成，例如2019年年底某医院实有病床数达3000张。统计指标这六个构成要素缺一不可，因为指标名称总是要通过数值来说明的，而数值离开指标名称就毫无意义，有数值就必须有计量单位，否则就无法计量，如果统计指标没有时间和空间限制，则该统计指标就没有任何意义。统计指标是制定政策，监督、检查工作，进行科学研究的依据，也是医院信息系统（HIS）、电子病历（EMR）和病案管理系统设计的基本依据。

统计指标按其性质可分为数量指标和质量指标，如门诊人次数和出院病人治疗有效率等。按其表现形式分为绝对指标、平均指标和相对指标，如出院人数、出院者平均住院日和实际病床使用率等。

2. 统计指标体系

统计指标体系是指若干个相互联系的统计指标组成的一个有机整体。例如，反映病床工作效率的指标体系，由实际病床使用率、平均病床周转次数和出院者平均住院日等指标构成。单一的统计指标只反映社会经济总体及其运行的某个侧面，统计指标体系则从各个方面相互联系地反映整个总体的状况。因此，对医院运行情况进行了解、研究、评价和判断时，要使用配套的、范围和口径一致的、互相衔接的统计指标体系。医院管理统计指标体系是以系统论的观点，结合医院管理的需要制定的，是以总量指标为主，辅以意义简明、易于计算、确定性较强的相对指标和平均指标。医院统计指标体系具体分为人员管理、设备物资管理、医疗业务管理、教学科研管理、财务管理、信息管理指标体系等方面。

3. 统计指标体系制定的原则

统计指标体系制定必须按照一定的原则，这样设计出来的指标和指标体系才能符合统计的要求：①以反映医疗数量和质量的指标为主，兼顾其他方面的指标；②统计指标的含义和计算公式明确、统计口径一致，保证统计信息的系统性和可比性；③统计指标体系必须与医院管理紧密结合，适应医院现代化、科学化管理的需要，全面、完整、准确、及时地反映医院的医疗、教学、科研、保健、人才信息、设备经费、后勤保障等方面的情况。[①]

①戴剑坤．统计学在医院会计核算中的运用[J]．经济师，2021，(07)：244-245.

二、统计调查

统计调查是统计工作过程中有计划、有组织地向调查对象收集资料的一个工作阶段。它是根据统计的任务和目的，运用科学的调查方法，有组织地收集资料的全过程。统计调查是整个统计工作的基础，通过统计资料的收集可以获得丰富的而不是零碎的、准确的而不是错误的原始资料。它分两种类型：一种是对调查对象的情况直接进行调查登记；另一种是对已经加工的资料进行收集。医院统计调查一般采用第二种类型。

（一）统计资料的来源

医院统计资料的主要来源有以下三种。

1. 统计报表

统计报表是指在医院各临床科室建立的日报表和月报表。医院统计部门应根据各科室的具体情况，协助各科室建立相应的原始登记制度。在设计登记表格时，应将各科室的业务工作需要与统计工作需要相结合，以免烦琐或重复的劳动。同时，统计部门应将设计的各种内部统计报表发至各科室，或利用医院的HIS从网上传送给各科室，由各科室指定专人负责，准确填写后，在规定的时间内报送统计部门。

2. 病案

医院工作原始记录主要指的是住院病案，门急诊、观察室和医技科室的诊疗记录等，这是重要的原始资料。因此，对涉及这部分资料内容的使用和保管方法，统计部门应提出意见，以满足医疗质量检查、统计资料收集和索引编目的需要。

3. 专题调查

为了使医院管理人员了解医院管理中的某些问题，适应医院管理工作的需要，对医院工作中暴露的一些问题，统计部门可以根据不同的情况分别采用抽样调查、重点调查、典型调查的方式就某一问题进行专题调查，涉及专题调查的对象都应实事求是地提供信息。

（二）原始资料质量要求

统计调查中的原始资料也必须满足一定的要求。

1. 准确性

对原始资料要严格按照规定格式和标准做好登记或录入医院信息系统，不能更改事实，更不能弄虚作假。

2. 完整性

凡是统计设计方案中要求收集的资料，必须完整无缺地进行收集，不遗漏、重复或缺项。

3. 及时性

原始资料的登记和报告要及时，不得延误，这样才能反映在特定时间、地点和条件下的实际情况。

第二节 统计整理与统计分析

一、统计整理

统计整理是根据统计设计方案，对统计调查阶段收集来的大量分散的原始资料，按照一定标准，选择科学的方法进行分组和汇总，使之条理化、系统化，将反映各单位个别特征的资料转化为反映总体及各组数量特征的综合资料的工作过程。原始资料只是表明各调查对象的具体情况，不系统、零星分散，它是事物错综纷乱的表面现象，是事物的某个侧面，甚至存在与事物的主流或本质完全相悖的假象。只有经过科学的统计整理，才能得出正确的分析结论。统计资料整理的内容主要包括：原始资料审核、统计分组和统计汇总。

（一）原始资料审核

统计资料整理，必须有严密的审核程序和严格的检查制度。对原始资料的审核主要包括资料的准确性、完整性和及时性等方面的内容。

1. 准确性审核

准确性审核是通过逻辑检查和计算检查两个方面进行的。逻辑检查主要是审核原始资料是否合理，有无相互矛盾或不符合客观实际的地方。例如，疾病诊断与病人的年龄、性别有无矛盾；诊断与疗效是否合理等。计算检查是复核统计表中的各项数字有无错误，有无不合理现象，各项指标的统计口径、计算方法和计量单位是否正确，各种报表的平衡关系是否正确等。例如，护士站上报病房日报，全院的转入与转出是否有矛盾。发现错误应立即纠正。

2. 完整性审核

资料的完整性审核要求总体中每个被调查单位的资料必须齐全，不得重复和遗漏。

3. 及时性审核

资料的及时性审核是审核原始资料是否符合调查的规定时间，统计报表的报送是否及时等。

（二）统计分组

统计分组是根据统计研究的目的及原始资料的特征，按照事物的某一标志将统计总体划分为若干个组成部分的一种统计方法。统计资料分组的主要内容是区别事物之间客观存在的质的差别，把同质的资料归纳在一起，使统计资料系统化，以利于从数量方面揭示事物的本质特征。统计资料分组是基本统计方法之一，在整个统计工作中具有重要意义，分组是否科学对统计的正确性有直接的影响。因此，在分组时必须熟练掌握统计口径，坚持同质者合并、不同质者分开的原则。

1. 按资料类型分组

资料类型包括计数资料、等级资料和计量资料。计数资料是将观察对象按不同标志分组后，清点各组例数所得到的定性资料，在比较时一般要计算相对数，如出院病人的治愈率、好转率，某项检查的阳性率等。等级资料又称半计量资料，是将观察对象按某种属性进行分组所得到的各组观察例数，如对出院病人按治疗效果或病情严重程度进行分组得到的观察例数。计量资料是指用度量衡或仪器测量所得到的有计量单位的资料，如身高、体重、血压、出院病人住院天数和住院费用等，在比较时一般应计算平均数，如出院者平均住院日、每住院人次平均费用等。

2. 按分组标志的多少分组

按分组标志的多少分组包括简单分组和复合分组。简单分组是将研究对象按一个标志进行分组，如将出院病人按科别分组或按性别分组等。复合分组是将研究对象按两个或两个以上标志进行分组，如将出院病人按病种和年龄两个标志进行分组。[①]

（三）统计汇总

统计汇总是按预先设计好的汇总方案，对分组资料进行综合、叠加得出各调查单位的分组数据和总体数据的过程。统计汇总的方法主要有手工汇总和计算机汇总两大类。目前，县级及县级以上医院在医院信息系统的支撑下已基本上由计算机来完成统计汇总工作。当资料较少时，可以采用手工汇总方法。

1. 手工汇总

常用的方法有划记法、分卡法和过录表法等。根据原始资料的记录形式和数量，可分别采用适当的手工汇总方法。其中过录法是手工汇总最基本的形式。

2. 计算机汇总

分组后的统计资料即可分别输入事先在计算机中设计好的整理表中，以便汇总计算各项统计指标，对统计资料进行处理，包括原始数据的收集、审核、录入、修改、排序、检索、存储、计算、传输、制表和输出等工作。

二、统计分析

统计分析是继统计设计、统计调查、统计整理之后的一项十分重要的工作，是在前几个阶段工作的基础上通过分析从而达到对研究对象更为深刻的认识。它需要应用各种统计分析方法，从静态和动态两方面进行数量分析，是认识和揭示研究对象的本质及规律性，做出科学的结论，提出建议，以及进行统计预测活动的全过程。它又是在一定的选题下，基于分析方案的设计、资料的收集和整理而展开的研究活动。系统、完善的资料是统计分析的必要条件。统计分析是统计工作的最后阶段，也是统计发挥服务、咨询和监督三大职能的关键阶段。统计分析的任务是应用唯物辩证的观点和方法，结合专业知识，对经整理得到的资料加以研究，做出合乎客观事实的分析，揭

①陈竹英. 医学统计信息在医院管理中的重要性分析[J]. 现代商贸工业，2021，42（21）：32–33.

露事物的矛盾，发现问题，找出规律，提出符合实际情况的建议和意见。从一定意义上讲，提供高水平的统计分析报告是统计数据经过深加工的最终产品。

第三节 医院常用统计指标

统计指标和统计指标体系经历了相当长的发展阶段，从具体的单项指标、复合指标到指标体系等阶段，至今仍然在完善之中。医院统计指标包括医疗业务、设备、物资、经费、人员、信息等。它是从整体上将医院的医疗业务、人员、设备、物资、经费等联系起来，综合反映医院的数量、质量和效率，为医院经营提供所需要的信息。其中医疗业务的统计量最大，是医院统计工作的重点。

一、医疗业务统计

（一）门急诊统计

总诊疗人次数：指所有诊疗工作的总人次数，统计界定原则如下。①按挂号数统计，包括门诊、急诊、出诊、预约诊疗、单项健康检查、健康咨询指导（不含健康讲座）人次。患者一次就诊多次挂号，按实际诊疗次数统计，不包括根据医嘱进行的各项检查、治疗、处置工作量，以及免疫接种、健康管理服务人次数。②未挂号就诊、本单位职工就诊及外出就诊（不含外出会诊）不收取挂号费的，按实际诊疗人次统计。

预约诊疗人次数：包括网上、电话、院内登记、双向转诊、医联体内转诊等预约诊疗人次数之和，不包括体检人次数和接种人次数。

门诊人次数：以门诊挂号室每天挂号的次数及候诊数为统计依据，包括24小时门诊制和夜门诊的诊疗人次数。门诊人次数按挂号类别可分为专家人次数和普通人次数。

急诊人次数：以急诊挂号室每天挂号的次数为统计依据。

出诊人次数：指医生赴病人家庭或工作地点进行诊疗的人次数，以及医生定期或临时安排到所属社区进行巡回医疗的诊疗人次数。

其他诊疗人次数：除上述类别外的诊疗人次数。

特需门诊人次数：指医院所开设的特需门诊的诊疗人次数，以挂号的次数为统计依据。医院特需门诊的开设须有上级行政部门的审批文件。

专家门诊人次数：指看（接）诊医生具有副主任医师及以上技术职称，挂号数量有一定限制的诊疗人次数。以挂号的次数为统计依据。

夜门诊人次数：指延长门诊就诊时间的非急诊挂号人次数。以挂号的次数为统计依据。

医保（普通医保）病人：包括有城镇职工基本医疗保险、居民基本医疗保险（包括大学生）或少儿基金等的病人；上述3类以外病人归入医保其他病人。

干部保健病人：指持干部保健证就诊的病人。

健康检查人次数：指在院内进行的全身性健康检查的人次数。包括本院职工的全身健康检查人次数。

急诊室死亡人数：指未收入观察室，在急诊室治疗过程中死亡的人数。

来院时已死亡人数：指来院时已无呼吸、心跳、脉搏等生命体征的人数。

急诊抢救人次数：指由于各种原因病人疾病的发展将危及生命，而医院为挽回病人的生命组织人力、物力进行紧急救治的人次数。

抢救成功人次数：指急重危病人经抢救病情得到缓解的人次数。病人若有数次抢救，最后一次抢救无效而死亡的，则前几次抢救记为抢救成功，最后一次记为抢救无效。不包括慢性消耗性疾病患者的临终前抢救及无抢救特别记录和病程记录者，亦不包括抢救过程中病人家属要求放弃或自动出院者。

（二）观察室统计

入院人数：指由急诊科（室）医生签准收入观察室治疗并收取留观费的病人，包括收入留观而观察时间不足24小时的病人，不包括虽收取留观费但属单纯补液的病人。以观察室报表为依据。

留观人数：指进观察室治疗，有留观病案记录的人数。

出观人数：指进观察室治疗，病情好转出观回家，或病情不稳定收入院继续治疗，以及转院治疗的人数。

观察室死亡人数：指收入观察室后医治无效而死亡的人数，包括收入观察室不足24小时即死亡的人数。

期末留观人数：指报告期末晚零点时实有的留观病人数。

期初留观人数：指报告期初晚零点时实有的留观病人数。应与上年或上季度、上月的期末留观人数相一致。

观察床位数：指医院为留观病人设置的固定床位，包括肠道观察床，不包括抢救床及为急诊病人临时增设的简易观察床及补液床。

（三）住院统计

1. 工作量指标

入院人数：指由门急诊医生签准入院并办理入院手续者，包括已办理手续尚未入病房即死亡的人数，以及虽未办理住院手续但已收入病房救治无效而死亡的人数。

出院人数：指所有入院后出院或死亡的人数。

手术人数：指出院患者中施行过手术或操作的人数。同一病人在本次住院期间施行过多次手术或操作的，选择其中花费医疗精力最大、最主要的一次手术或操作统计。

手术人次数：指出院患者中施行过手术或操作的次数。同一病人在本次住院期间施行过多次手术或操作的，均按其发生的次数统计。

无菌手术人数：指出院者中施行无菌手术的人数。同一病人在本次住院期间因同一疾病或不同疾病而施行两次及以上无菌手术者，选择其中花费医疗精力最大、最主要的一次无菌手术进行统计。

无菌手术人次数：指出院患者中施行无菌手术的次数，同一病人在本次住院期间因同一疾病或不同疾病而施行两次及以上无菌手术者，均按其次数统计。

其他科室转入、转往他科人次数：指科与科之间的转入、转出人次数，不包括同一科内各病区之间的转入、转出人次数。

期末留院人数：指报告期末晚零点时实有的留院人数。

期初留院人数：指报告期初晚零点时实有的留院人数。应与上年或上季、上月的期末留院人数相一致。

2. 工作质量指标

治愈、好转、未愈人数：指对于出院病人，按收治住院的主病，由医生根据治疗后病情变化来判定治疗效果（治愈、好转、未愈）并进行分类所得到的人数。疗效的判定按原卫生部印发的《住院病人治疗效果评定标准》来执行。

死亡人数：指入院后经医治无效死亡的病人，包括尚未办理入院手续但实际已收入病房救治无效而死亡的人数，以及虽已办理住院手续但还未进入病房已死亡的人数。

其他人数：指正常分娩、未产出院、入院未治疗、入院经检查无病、无并发症的人工流产、做绝育手术、骨髓和器官捐献（供体）、持续性化疗及放疗等的出院人数。

三日内确诊人数：指病人入院后在3日内由医生做出明确诊断的人数（确诊日期-入院日期<3）。

手术并发症人数：指在手术过程中或手术后引起另一种疾病或症状的人数。

无菌手术（Ⅰ类切口）甲级愈合人次数：指在住院期间施行了Ⅰ类（无菌）切口手术后切口愈合良好的人次数，不包括无菌手术后伤口未愈合即出院、转院或死亡而无法观察其切口愈合情况的人次数。以住院病案首页为统计依据。

门诊与出院诊断符合人数、入院与出院诊断符合人数、手术前后诊断符合人数、临床与病理诊断符合人数：指主要诊断完全符合或基本符合的人数。以住院病案首页为统计依据。具体按下列原则统计：①病变部位相同而病因不同，做诊断对照不符合统计；②病因相同而病变部位不同，做诊断对照不符合统计；③门诊与出院、入院与出院、手术前后诊断纯属无关者，做诊断对照不符合统计；④病因完全相同，病变部位亦基本相同，做诊断符合统计；⑤病人因某病住院治疗，前后诊断也相符，但因并发其他更严重的疾病或原有的其他更严重的疾病复发而转科、转院医治或医治无效而死亡者。按照主要诊断的选择原则，入院时的疾病虽不能作为第一诊断，亦应做诊断符合统计。

待查人数。①门诊待查人数：指在门急诊医生批准住院时未给予明确诊断的人数；②入院待查人数：指入院后主治医生首次查房未给予明确诊断的人数；③出院待查人数：指出院时主治医生仍未给予明确诊断的人数。

具体按下列原则统计：①以体征代替诊断者；②以症状代替诊断者；③以实验室检查异常代替诊断者；④诊断后面写有“疑似”“待排”“可疑”及诊断后面打“?”者，均做待查统计。

医院内感染人数：指在住院期间发生感染的人数，包括在住院时获得而出院后发生感染的人数，不包括入院前已开始感染或入院时已处于潜伏期的感染人数。

3. 工作效率指标

实际开放总床日数：指期内医院各科每晚零点开放床位数之和。无论该床是否被病人占用，都应计算在内，包括因消毒、小修理而暂停使用的病床及超过半年的加床。不包括因扩建和大修理而停用的病床及临时（半年以内）增设的病床。

平均开放床位数：指期内平均每天开放的床位数。如期内医院床位数无变动，则平均开放床位数应与期末实有床位数相一致。

实际占用总床日数：指期内医院各科每晚零点病人实际占用的床位数（住院人数）之总和，包括临时的加床。病人入院后于当晚零点前因故出院或死亡的，按实际占用床位1天进行统计，同时统计出院者占用总床日数1天，入院及出院或死亡各1人。

出院者占用总床日数：指期内每一位出院病人住院天数之和。每一位出院病人的入院与出院并作一天计算，当天出入院做一天计算，故出院者占用总床日数不应出现半天数。

平均病床工作日：指期内平均每张病床的工作天数。

病床使用率：指期内平均每张病床的负荷状况。

病床周转次数：指期内每张病床平均收治病人数。

平均住院日：指期内每一位出院病人的平均住院天数。

编制床位：指由卫生行政部门核定批准设立的床位数，以批文为准。

实有床位：指期末固定实有床位数，包括正规床、简易床、监护床、超过半年的加床、正在消毒或修理的床位、因扩建和大修理而停用的床位。不包括新生儿床、库存床、观察床、病人家属陪护床、接产室的待产床、接产床及临时加床。

全年开设家庭病床总数：指年内撤销的家庭病床总数（撤床病人总数）。

家庭病床病人住床总床日数：指建立家庭病床期间本期内住床天数。不管是否有医务人员服务，均应统计在内。

撤床病人住床总床日数：指撤销家庭病床的病人在建床与撤床期间住床的总天数，包括死亡病人死亡前建床住床总天数。

（四）医技统计

医技科室是指运用专门诊疗技术或设备，协助临床科室诊断和治疗疾病的科室。医技科室根据是否对病人施行治疗手段分为医疗辅助科室和医疗技术科室两大类。医疗辅助科室一般包括：理疗科、药剂科、血库、综合治疗室（注射室）、体疗室、水疗室、同位素室、营养室等。医疗技术科室一般包括：检验科、病理科、放射科、超声科、CT室、心电图室、胃镜（肠镜、支气管镜）室等。

由于医疗技术的不断发展，新疗法、新技术的相继应用，医技科室的检查和治疗水平得到了相应的提高。医技设备更新的步伐越来越快，诊疗手段也越来越先进，这有利于医疗质量的进一步提高。医技科室开展项目的多少、工作量负荷大小、技术水平和质量高低等，对能否满足临床医疗的需要及疾病的诊断和治疗都有直接影响。医技统计的主要任务是：①为加强医技科室管理服务；②为评价医技科室工作质量和工作效率提供统计数据；③为医技科室的发展提供信息。

医技科室统计的主要内容是工作数量统计。工作数量绝对指标主要包括各种检验、检查和治疗人次数等；主要相对指标和平均指标包括检验和检查人数占门诊人次的比重、日平均工作量、处方合格率、处方划价准确率、各类检验结果的阳性检出率、治疗有效率、X线甲级片率、尸检率等，这些指标基本上能反映在一定时期内医技科室诊断和治疗水平的高低。[①]

二、其他有关的统计

其他有关的统计包括人力资源、医疗设施、收入与支出、资产与负债

①史悦明．医疗耗材的统计学分析[J]．商讯，2018，(16)：57+59.

等，包括医院运行的各方面指标，由所管辖的部门完成统计后汇总至医院统计部门，由统计部门统一上报至卫生行政部门。

（一）人力资源统计

卫生人员：指在医疗卫生机构工作的职工，包括卫生技术人员、乡村医生和卫生员、其他技术人员、管理人员和工勤人员。一律按支付年底工资的在岗职工统计，包括各类聘任人员（含合同工）及返聘本单位半年以上人员，不包括临时工、离退休人员、退职人员、离开本单位仍保留劳动关系人员和返聘本单位不足半年人员。

卫生技术人员：包括执业医师、执业助理医师、注册护士、药师（士）、检验技师（士）、影像技师（士）、卫生监督员和见习医（药、护、技）师（士）等卫生专业人员。不包括从事管理工作的卫生技术人员（如院长、副院长、党委书记等）。

执业医师：指具有医师执业证及其“级别”为“执业医师”且实际从事医疗、预防保健工作的人员，不包括实际从事管理工作的执业医师。执业医师类别分为临床、中医、口腔和公共卫生。

执业助理医师：指具有医师执业证及其“级别”为“执业助理医师”且实际从事医疗、预防保健工作的人员，不包括实际从事管理工作的执业助理医师。执业助理医师类别分为临床、中医、口腔和公共卫生。

见习医师：指毕业于高等院校医学专业，尚未取得医师执业证书的医师。

注册护士：指具有注册护士证书且实际从事护理工作的人员，不包括从事管理工作的护士。

药剂师（士）：包括主任药师、副主任药师、主管药师、药师、药士，不包括药剂员。

技师（士）：指检验技师（士）和影像技师（士）。包括主任技师、副主任技师、主管技师、技师、技士。

检验师（士）：包括主任检验技师、副主任检验技师、主管检验技师、检验技师、检验技士，不包括检验员。

其他卫生技术人员：包括见习医（药、护、技）师（士）等卫生专业人员，不包括药剂员、检验员、护理员等。

其他技术人员：指从事医疗器械修配、卫生宣传、科研、教学等技术工作的非卫生专业人员。

管理人员：指担负领导职责或管理任务的工作人员。包括从事医疗保健、疾病控制、卫生监督、医学科研与教学等业务管理工作的人员，以及主要从事党政、人事、财务、信息、安全保卫等行政管理工作的人员。

工勤技能人员：指承担技能操作和维护、后勤保障服务等职责的工作人员。工勤技能人员分为技术工和普通工。技术工包括护理员（工）、药剂员（工）、检验员、收费员、挂号员等，但不包括实验员、技术员、研究实习员（计入其他技术人员），也不包括经济员、会计员和统计员等（计入管理人员）。

（二）医疗设施统计

设备台数：指实有设备数，即单位实际拥有的、可调配的设备，包括安装的和未安装的设备，不包括已经批准报废的设备和已订购尚未运抵单位的设备。

房屋建筑面积：指单位购建且有产权证的房屋建筑面积，不包括租房面积。

租房面积：卫生机构使用的、无产权证的房屋建筑面积，无论其是否缴纳租金，均计入租房面积。

业务用房面积：包括医院门急诊、住院、医技科室、保障系统、行政管理和院内生活用房面积。

（三）医院经费统计

总收入：指单位为开展业务及其他活动依法取得的非偿还性资金。总收入包括医疗收入、财政补助收入、科教项目收入/上级补助收入、其他收入。

财政补助收入：指单位从主管部门或主办单位取得的财政性事业经费（包括定额和定项补助）。

业务收入：包括医疗收入和其他收入。

医疗收入：指医疗卫生机构在开展医疗服务活动中取得的收入。包括挂号收入、床位收入、诊察收入、检查收入、化验收入、治疗收入、手术收入、卫生材料收入、药品收入、药事服务费收入、护理收入和其他收入。

总费用/支出：指单位在开展业务及其他活动中发生的资金耗费和损失。

包括医疗业务成本/医疗卫生支出、财政项目补助支出/财政基建设备补助支出、科教项目支出、管理费用和其他支出。

业务支出：医院业务支出包括医疗业务成本、管理费用和其他支出。基层医疗卫生机构业务支出包括医疗卫生支出和其他支出。

医疗业务成本/医疗卫生支出：指医疗卫生机构开展医疗服务及其辅助活动发生的各项费用，包括人员经费、耗用的药品及卫生材料费、固定资产折旧费、无形资产摊销、提取医疗风险基金和其他费用。

人员经费支出：包括人员的基本工资、绩效工资、津贴、社会保险缴费等，但不包括对个人家庭的补助支出。基本工资是指事业单位工作人员的岗位工资和薪级工资。

医疗服务性收入：主要包括挂号收入、床位收入、诊察收入、治疗收入、手术收入、药事服务收入、护理收入等。

门诊病人次均医药费用：又称每诊疗人次医药费用、次均门诊费用。

住院病人人均医药费用：又称出院者人均医药费用、人均住院费用。

第四节　医院常用统计指标的计算公式

医院很多统计指标都是按照比率来计算的，很多指标按照字面理解就能计算，但也有一部分指标需要根据一定的公式来进行计算，这里仅列举一部分医院常用统计指标的计算公式。①

平均每日门（急）诊人次=门诊人次数/工作日数+急诊人次数/工作日数

医师日均诊疗人次=[报告期内诊疗人次数/同期平均执业（助理）医师数]/同期工作日

门急诊住院率=报告期内入院人数/（同期门诊人次+同期急诊人次）×100%

抢救成功率=（抢救成功人次/抢救总人次）×100%

治愈率=治愈人数/（出院人数-其他人数）×100%

好转率=好转人数/（出院人数-其他人数）×100%

①张芳．基于人力资源统计学分析提高医院检验设备效益的探讨[J]．价值工程，2018，37（28）：67-68.

未愈率=未愈人数/（出院人数-其他人数）×100%

死亡率=死亡人数/（出院人数-其他人数）×100%

入院三日确诊率=入院三日确诊人数/（出院人数-其他人数）×100%

无菌切口丙级愈合率=（无菌切口丙级愈合人数/无菌切口人数）×100%

手术并发症发生率=（手术并发症发生人数/手术总人数）×100%

手术前后诊断符合率=（手术前后诊断符合人数/手术总人数）×100%

临床与病理诊断符合率=（临床与病理诊断符合人数/病理检查总人数）×100%

门诊与出院诊断符合率=门诊与出院诊断符合人数/（门诊与出院诊断符合人数+门诊与出院诊断不符合人数）×100%

入院与出院诊断符合率=入院与出院诊断符合人数/（入院与出院诊断符合人数+入院与出院诊断不符合人数）×100%

门诊待查率=门诊待查人数/（出院人数-其他人数）×100%

入院待查率=入院待查人数/（出院人数-其他人数）×100%

出院待查率=出院待查人数/（出院人数-其他人数）×100%

实际开放总床日数（张）=开放床位数×报告期日历日数

平均开放床位数（张）=实际开放总床日数/报告期日历日数

平均病床工作日=实际占用总床日数/平均开放床位数

病床使用率=（实际占用总床日数/实际开放总床日数）×100%

病床周转次数（次）=出院人数/平均开放床位数

分科病床周转次数（次）=（本科出院人数+转往他科人数）/本科平均开放床位数

平均住院日（天）=出院者占用总床日数/出院人数

出院病人平均医疗费用（元）=出院病人医疗总费用/出院人数

出院病人平均药费（元）=出院病人药费总额/出院人数

门急诊人均医疗费用（元）=门急诊总收入/门急诊人次数

处方书写合格率=抽查处方的合格张数/抽查处方总张数×100%

检查阳性率=报告期内发现阳性结果的病例数/同期接受检查的病例总数×100%

药占比=药品收入/（药品收入+医疗收入+其他收入）×100%

耗占比=医用耗材支出/医疗收入×100%

医疗服务性收入占比=医疗服务收入（医疗收入-药品收入-耗材收入-检查检验收入）/医疗收入

第十章 医院统计常用的分析方法

第一节 基本概念

一、总体和样本

总体是统计研究所确定的客观对象，它是由客观存在的具有共同性质的许多单位组成的整体。例如，要调查研究某市的医疗运行情况，该市所有的医疗单位就组成一个总体。这些医疗单位尽管规模、实力、隶属关系等各不相同，但都是从事医疗活动的单位，至少在这一方面具有共同性，这种共同性也称同质性，是总体赖以形成的客观基础，也是总体的基本属性或特征。总体按其包括范围的大小，可以分为无限总体和有限总体。无限总体是指包括的单位很多，以至于呈无限的总体。例如，要研究医院住院病人，医院住院病人就是无限总体。有限总体规模和范围相对较小，是包括有限个单位的总体。例如，某市医疗单位组成的总体。在社会经济统计中，大多数总体属于有限总体。

总体单位就是组成总体的各个单位，是各项统计数据的原始承担者，简称单位。要了解总体的数量特征，就要从一个一个的统计单位调查登记开始。例如，要调查研究某医院的医疗运行情况，该医院的每一个科室就是总体单位，只有从这些单位取得有关统计资料，才能汇总整理得到该医院的总体情况。

总体中的个体往往比较多，对总体中的所有单位进行观察常常费时、费力，难以实现。科学的方法是从总体中抽取少量有代表性的个体进行观察，由这些个体组成的部分称为样本。利用统计学知识，通过样本数据可以对研究总体的规律进行推断。[①]

二、变量及变量值

研究者对每个观察单位的某项特征进行观察和测量，这种特征称为变量，变量的测得值叫变量值（也叫观察值），也称为资料。按变量值的性质可将资料分为计量资料、计数资料和等级资料。计量资料是指通过度量衡的方法，测量每一个观察单位的某项研究指标的量的大小，得到的一系列数据资料。例如某医院各个病区的床位数、医师数。计数资料是指将全体观测单位按照某种性质或特征分组，然后再分别清点各组观察单位的个数得到的资料。例如患者的性别可以分为男性和女性两类。等级资料是指介于计量资料和计数资料之间的一种资料，通过半定量方法测量得到。例如医院的等级从低到高可以分为一级、二级、三级。有时为了数据分析的方便，可以将一种类型的变量转化为另一种类型，但是变量只能由“高级”向“低级”转化，即计量资料→等级资料→计数资料，不能做反向转化。

三、参数和统计量

同一总体的个体彼此之间的差异具有一定的规律性。通常用变量取值的分布来全面反映这种规律性。参数是根据总体个体值统计计算出来的描述总体的特征量，一般用希腊字母表示，例如总体均数，采用希腊字母记为μ。统计量是根据样本个体值统计计算出来的描述样本的特征量，如样本均数，采用拉丁字母记为X。统计量是参数附近波动的随机变量。总体参数一般是未知的。统计学抽样研究的目的就是由样本统计量推断总体参数。

四、误差

统计上所说的误差泛指测量值与真实值之差、样本指标与总体指标之差。主要有以下两种：系统误差和随机误差。

①陈莉莉．基于人力资源统计学分析提高医院检验设备效益的探讨[J]．中国医疗设备，2018，33（01）：128-131.

（一）系统误差

在数据搜集和测量过程中由于仪器不准确、标准不规范等原因，造成观察结果呈倾向性的偏大或偏小，这种误差称为系统误差。系统误差具有累加性。

（二）随机误差

由于一些非人为的偶然因素使得结果或大或小，是不确定、不可预知的。其特点是随测量次数增加而减小。随机误差分为随机测量误差和抽样误差。随机测量误差是指在消除了系统误差的前提下，由于非人为的偶然因素，对于同一样本多次测定结果不完全一样，结果有时偏大有时偏小，没有倾向性。这类误差可以通过实验设计和技术措施来消除或使之减少。抽样误差是指由于抽样原因造成的样本指标与总体指标之间的差别。有抽样，抽样误差就不可避免。统计学上可以计算并在一定范围内控制抽样误差。

五、统计推断和假设检验

如果调查方法为抽样调查，那么通过样本计算出来的统计量可能存在抽样误差。为了分辨是否存在抽样误差，需要由样本信息对总体的特征进行推断，即统计推断和假设检验。在假设检验中，对所估计的总体提出一个假设，然后通过样本数据推断是否拒绝这一假设。其中一个假设为零假设，又称原假设，记为H_0；另一个称为对立假设，又称备择假设，记为H_1。

第二节 相对指标

一、相对指标的概念和作用

相对指标是将两个有联系的指标进行对比所得的比值来反映现象数量特征和数量关系的综合指标，相对指标也称相对数。

相对指标的主要作用有以下几个方面。

说明总体内部的结构特征，为深入分析事物的性质提供依据。例如，分析一个地区不同等级的医院的结构，可以说明该地区的医疗条件；分析一家医院的各类统计指标，可以说明该医院的医疗运行状况。

将现象的绝对差异抽象化，使一些不能直接对比统计的指标有共同的比较基础。例如，不同的科室由于工作内容不同，各项条件不同，不能直接对比。但是以计划指标为依据，计算计划完成情况的相对指标，就使它有了共同的比较基础，建立了直接的对比关系。

说明现象的相对水平，表明现象的发展过程和程度，反映事物发展变化的趋势。例如，计算各类诊断符合率、无菌切口感染率等相关指标，可以反映一家医院的医疗水平；用发展速度可以揭示医院的发展变化趋势和方向等。①

二、相对指标的种类

比较一定要有比较的标准（或比较的基础），也就是以什么数字进行对比的问题。随着分析目的的不同，可以有不同的比较标准，从而得到不同的相对数。例如，与计划数字对比，得到计划完成相对数；与总体数字对比，得到结构相对数；与同类型数字对比，得到比较相对数；与总体内另一部分数字对比，得到比例相对数；与不同时期的同一类数字对比，得到动态相对数；与有联系的总体数字对比，得到强度相对数。

这些相对指标说明不同的相对水平、不同的结构性质、不同的普通程度等，并被广泛运用于各种统计分析中。

三、相对指标的计算与分析

（一）计划完成相对数

计划完成相对数是将某一时期的实际完成数与计划数进行对比，反映计划执行情况。计算计划完成情况相对指标的基数是计划数，由于基数的表现形式有绝对数、相对数和平均数三种，因而计划完成相对数在形式上有所不同，但在计算方法上仍然以计划指标作为对比的基础或标准，一般用百分数表示。分别说明如下。

①李娇月，杨燕，张瑞华．实践模拟教学法在医院管理学课程教学中的探索与效果评价[J]．成都中医药大学学报（教育科学版），2022，24（01）：64-66.

计划数为绝对数时，计划完成程度计算公式如下。

$$计划完成相对数（\%）=\frac{实际完成数}{计划数}\times 100\%$$

计划数是相对数时，计划完成程度计算公式如下。

$$计划完成相对数（\%）=\frac{实际完成的百分数}{计划规定的百分数}\times 100\%$$

计划完成相对数有两类指标：正指标和逆指标。对于正指标而言，计划完成程度若＞100%，说明超额完成计划；若＜100%，说明没有完成计划。比值越大，表明完成计划越好。对于逆指标而言，计划完成程度若＞100%，说明没有完成计划；若＜100%，说明超额完成计划。比值越小，说明计划完成越好。

计划数是平均数时，计划完成程度计算公式如下。

$$计划完成相对数（\%）=\frac{实际完成的平均数}{计划规定的平均数}\times 100\%$$

（二）结构相对数

结构相对数是总体内某一部分数值与总体总量对比的比值，即求各组总量占总体总量的比重，一般用百分数表示，各组比重的百分数总和等于100%。它是用来反映总体内部的构成和类型特征。计算公式如下。

$$结构相对数（\%）=\frac{总体内某组总量}{总体总量}\times 100\%$$

最常用的结构分析有下列几个方面。

分析总体内部的各组结构，说明现象总体的性质和特征。例如，2019年某医院实有病床10000张，其中内科有2700张，占27%；外科有3000张，占30%；妇产科有1000张，占10%；儿科有500张，占5%。这就清楚地表明各科床位的构成情况，医院领导可以根据各科的实际情况合理调配床位，提高病床使用率。

分析总体内部的构成的变化情况，显示现象发展的变化过程。

（三）比较相对数

比较相对数是由不同单位的同类指标对比而确定的相对数，说明某一种现象在同一时间内各单位发展的不平衡程度。一般用倍数或百分数表示。计算公式如下。

$$比较相对数=\frac{某地区（单位）的指标数值}{另一地区（单位）同一指标的数值}$$

$$比较相对数（\%）=\frac{某地区（单位）的指标数值}{另一地区（单位）同一指标的数值}\times 100\%$$

以上是利用总量指标进行对比分析。比较相对指标也可以计算不同单位的同类指标的绝对差距。例如，以我国2019年国内生产总值（GDP）与同时期其他国家对比，可以说明经济上的差距。对于医院之间及医院内部各科室的分析，由于总量指标受规模大小、工作条件不同的影响，多采用质量指标来比较。例如，用病床使用率、平均住院日等相对指标来进行不同科室之间的对比分析，也可以将质量指标与标准值或标杆数据进行对比分析，使各家医院或医院内各科室有相同的比较标准和奋斗目标，进一步达到提高医疗质量的目的。

（四）比例相对数

比例相对数是将总体内某一部分数值与另一部分数值对比所得到的相对数，反映有关事物之间的实际比例关系。比例相对指标的数值一般用系数或倍数表示。计算公式如下。

$$比例相对数=\frac{总体中的某一部分的数值}{总体中另一部分的数值}$$

比较相对数与比例相对数的区别在于前者是不同总体之间的比较，后者是同一总体内不同部分之间的比较。

（五）动态相对数

动态相对数是将总体不同时期的同一类指标进行对比而计算出的比值，说明事物发展变化的程度，一般用百分数表示。通常将作为比较基础的时期称为基期，与基期对比的时期称为报告期或计算期。计算公式如下。

$$动态相对数=\frac{报告期数值}{基期数值}\times 100\%$$

（六）强度相对数

强度相对数就是在同一地区或单位内，两个性质不同而有一定联系的总量指标数值对比得出的相对数，用来分析不同事物之间的数量对比关系，表明现象的强度、密度和普遍程度的综合指标。强度相对指标是一种特殊形式的相对数，一般以双重单位表示，是一种复名数。强度相对数有正指标、逆指标之分。正指标比值的大小与其反映的强度、密度和普遍程度成正比。逆指标与正指标正好相反，逆指标比值的大小与其反映的强度、密度和普遍程度成反比。对有些强度相对数，将其比式的分子分母互换，就可以实现正指标与逆指标的转变，其评价判别的意义相同。计算公式如下。

$$强度相对数=\frac{某一指标的数值}{另一有联系的不同指标的数值}$$

四、正确应用相对指标的原则

应用相对指标分析医院医疗运行中各种现象的各方面联系和对比关系，必须注意以下几个原则。

（一）要注意统计数据的可比性

即用于对比的指标在含义及包括范围、计算方法、计量单位、时间跨度等方面要保持一致。如果各个时期的统计数字因行政区划、组织机构、隶属关系的变更，或因统计制度方法的改变而不能直接对比的，就应以报告期的口径为准，调整基期的数字。

（二）要在科学分组的基础上运用对比分析指标

统计分组的一个重要任务在于划分医院医疗运行中各种现象的不同类型。它不但用于确定研究现象的同质总体，而且在现象总体中进一步依据分析任务要求，划分不同的各组或各部分，提供深入的分析研究。结构分析指标就是在这样分组的基础上来分析现象结构及其变化情况的。

（三）要把相对指标与总量指标结合起来运用

与总量指标相比，相对指标可以更进一步揭示现象联系和对比关系，但在另一方面掩盖了现象间绝对量上的差别。因此，在许多场合，利用相对指标进行统计分析时必须考虑到这个相对指标背后的绝对水平，结合运用才能充分说明被研究的现象和过程。

（四）要把各种相对指标综合应用

各种相对指标的具体作用不同，都是从不同的侧面来说明所研究的问题。为了全面而深入地说明现象及其发展过程的规律性，应该根据统计研究的目的，综合应用各种相对指标。这样可以比较、分析现象变动中的相互关系，更好地阐明现象之间的发展变化情况。

第三节 平均指标

一、平均指标的概念和作用

平均指标又称平均数，是统计中常用综合指标之一，它表明同类现象在一定时间、地点、条件下所达到的一般水平，是总体内各单位参差不齐的标志值的代表值，用于描述数据的集中趋势。平均分析法是统计分析的一种重要方法。常用的平均数指标包括算术平均数、几何平均数、中位数等。

平均指标的主要作用有以下两个方面。

用来比较同类现象在不同单位、不同地区发展的一般水平，以反映各单位、各地区的工作成绩和质量。例如，评价不同科室或医院的医疗工作，如果用总量指标进行对比，因为受到规模大小不同的影响，不能说明问题。如果用平均指标即人均医疗费用、平均住院日等指标来进行比较，就可以较好地评价不同科室或单位的医疗运行状况。

用来比较同一单位的同类指标的时间趋势。例如，将医院或科室历年平均住院日、病床周转次数等指标进行比较，可以反映医院或科室不同时期的工作效率。①

二、算术平均数

算术平均数是计算平均指标的最常用、最基本的方法。用于反映一组呈对称分布的同质观察值的平均水平，简称均数，常用X表示样本均数，用μ表示总体均数。算术平均数的基本算式是总体的标志总量与总体单位数之比。计算公式如下。

$$算术平均数=\frac{总体标志总量}{总体单位数}$$

计算算术平均数时分两种情况：①在已知这两个总量指标资料时，可直接利用这个基本算式计算平均数。②在未直接给出总体标志总量和总体单位

①黄静，韦荣耀．基于MOOC的SPOC混合式教学在医院管理学教学中的应用研究[J]．科学咨询（科技·管理），2021，(10)：204-205.

数时，需要先分别计算出分子和分母。

根据基本算式的要求，有两种计算算术平均数的方法，即直接法和频率表法。

（一）直接法

依据现象总体的各个单位具体资料计算算术平均数，标志总量由各单位标志值的简单加总而来。这种用算术和求得标志总量计算的算术平均数称为简单算术平均数。

计算公式如下。

$$\overline{X} = \frac{X_1 + X_2 + X_3 + \quad + X_n}{n}$$

（二）频率表法

主要用于处理经分组整理的数据。设原始数据为被分成K组，各组中的值分别为X_1，X_2，…，X_k，各组的频数分别为f_1，f_2，…，f_k，加权算术平均数的计算公式如下。

$$\overline{X} = \frac{X_1 \times f_1 + X_2 \times f_2 + X_3 \times f_3 + \quad + X_n \times f_n}{f_1 + f_2 + f_3 + \quad f_n}$$

三、几何平均数

几何平均数（G）适合于原始观察值分布不对称，但经转化后呈对称分布的资料。医学中常用的抗体滴度资料观察值间常呈倍数关系，一般用几何平均数表示平均水平。几何平均数的计算方法也有两种，即直接法和频率表法。

（一）直接法

依据现象总体的各个单位具体资料计算几何平均数，由n个标志值的连乘积求n次方根而来。计算公式如下。

$$G=\sqrt[n]{X_1 X_2 \quad X_n}$$

（二）频率表法

对于频率表资料，可以通过以下计算方式计算几何平均数。

$$G=\log^{-1}\left[\frac{\sum f \log X}{\sum f}\right]=\log^{-1}\left[\frac{\sum \log X}{n}\right]$$

四、中位数

中位数（M）是将原始观察值从小到大排序后居中的那个数，用于反映一批观察值在位次上的平均水平。中位数的计算方法也有两种，即直接法和频率表法。

（一）直接法

分两种情况，当样本量n为奇数时，中位数计算公式如下。

$$M=X^*_{\frac{n+1}{2}}$$

当样本量n为偶数时，中位数的计算公式如下。

$$M=\frac{1}{2}\left(X^*_{\frac{n}{2}}+X^*_{\frac{n}{2}+1}\right)$$

（二）频率表法

对频率表的资料，可通过百分位数法近似计算中位数。百分位数（P）是一个数值，它将原始观察值分成两部分，理论上有x%的观察值小于P_x。中位数即P_{50}。对于频率表资料，百分位数P_x的计算公式如下。

$$P_x=L+\frac{i}{F_{1+i}-F_1}\left(n\times X\%-F_1\right)$$

第四节 动态数列

一、动态数列的概念和作用

动态数列是在规则的、连续的时间间隔内，对同一指标（包括绝对数、相对数或平均数）进行测量所得到的数据序列，又称为时间序列。动态序列通常以日、周、月、季、年等时间度量为周期来构造，最常用的是月度、季度和年度时间序列。

动态数列具有以下作用。

通过动态数列的编制和分析，可以从事物在不同时间上的量变过程中，认识现象发展变化的方向、程度、趋势和规律，为制定政策、编制计划提供依据。

通过对动态数列资料的研究，可以对某些现象进行预测。

利用不同的动态数列对比，可以揭示各种现象的不同发展方向、发展规律及其相互之间的变化关系。

利用动态数列，可以在不同地区或国家之间进行对比分析。

二、动态数列的种类

按照不同的角度，动态数列的分类类型有所不同。

按照动态数列中指标的类型，可以将动态数列分为以下几种：①总量指标动态数列，由总量指标构成的动态数列，如医院各年的入出院人数等。②相对指标动态数列，由相对指标构成的，如急危重症抢救成功率等。③平均指标动态数列，由平均指标构成的，如平均住院日等。例如，表10-1中入院人数和出院人数2017—2019年的变化情况是总量指标分析；平均住院日三年间的变化情况是平均指标动态数列；急危重症抢救成功率的变化情况是相对指标动态数列。

表10-1　某医院2017—2019年部分医疗指标同期对比

指标	2017年	2018年	2019年
入院人数(人)	29889	49394	53911
出院人数(人)	35137	45794	57371
急危重症抢救成功率(%)	99.5	99.6	99.7
平均住院日(天)	9.4	9.1	8.8

根据观测指标的特性，可以将医院时间序列分为以下几种类型：①时点时间序列，即从相同的时间间隔点测量的观测值形成的序列。如住院病人每天的在院人数、每年年末职工人数等。②时期时间序列，即相同时期间隔内累计值形成的序列。如每年的出入院人数。医院统计主要是分析时期时间序列。

三、动态数列的编制原则

编制动态数列的基本原则就是要使数列各项指标具有可比性。具体体现在以下几个方面。

（一）时间长短应该相等

在时期数列中，由于各指标数值大小与时期长短有直接关系，因此，各指标所属时间不等，就难以直接比较。但这一原则也不能绝对化，有时为了特殊研究的目的，还要求编制时期不等的动态数列。时点数列因其指标只反映一定时点的状况，一般不要求时间长短相等。还须指出，时期数列和时点数列都存在指标与指标间距离，即所谓“时间间隔”，如果这种时间间隔相等，则更便于分析。例如表10-2显示的不同时期间隔的指标比较，1995—2004年10年间的出院人数超过了1980—1994年15年间的出院人数；2005—2009年5年间的出院人数更是超过了以往各个时期；2010—2014年5年间的出院人数达到了2005—2009年的2倍多；2010—2014年5年间的出院人数也比同期增加了很多。这是由于1995年卫生部要求各级公立医疗机构要“优化医疗服务，缩短平均住院日，为患者提供优质、高效的医疗服务”，各级公立医院的平均住院日逐年缩短，加快了病床周转次数，使出院人数不断上升，提高了社会效益和经济效益。

表10-2 某医院各时期的出院人数

年份(年)	1980—1994	1995—2004	2005—2009	2010—2014	2015—2019
出院人数(人)	22900	31860	35070	72000	150200

（二）总体范围应该一致

总体范围与指标数值有直接关系，如果总体范围有了变化，则指标数值须经过调整，使前后时间的数值能够进行比较。

（三）指标的经济内容应该相同

不能就数量论数量，要对所要研究的经济内容进行质的分析，不同质的指标不能编制动态数列。

（四）指标计算方法、计算价格和计算单位应该一致

指标的计算方法有时也称为计算口径，如指标计算口径前后不一致，则难以进行比较；只有统一了计算口径，才能在指标的对比中正确反映实际情况。[①]

①吴野，兰利莹．基于在线模式的团队学习法在“医院管理学”教学中的应用[J]．吉林医药学院学报，2021，42（05）：388-389.

四、动态分析指标

常用的动态分析指标主要有绝对增长量、发展速度与增长速度、平均发展速度和平均增长速度三类指标。

（一）绝对增长量

绝对增长量是把不同时期的数量加以比较，求得增长水平的绝对变动指标，说明事物在一定时期增长的绝对值。根据选择的基期不同，绝对增长量分为累计增长量和逐年增长量两类。累计增长量是报告期指标与基期指标之差，说明一定时期内的总增长量。逐年增长量是报告期与前一期指标之差。以出院人数为例，累计增长量是报告期出院人数和某一固定期出院人数相减的差额，说明一定时期内的总增长量；逐年增长量是报告期出院人数减去前一期出院人数的差值，说明出院人数逐年增加的数量。计算公式如下。

累计增长量：$\alpha_1-\alpha_0$；$\alpha_2-\alpha_0$；　$\alpha_n-\alpha_0$

逐年增长量：$\alpha_1-\alpha_0$；α_2-1；　$\alpha_n-\alpha_{n-1}$

（二）发展速度与增长速度

两者均为相对比，说明事物在一定时期内的变化情况。发展速度表示报告期指标的水平相当于基期（或前一期）指标的百分之多少或若干倍。增长速度表示的是净增长速度，为发展速度-1。根据选择的基期不同，可计算定基比和环比两种。定基比即报告期指标与基期指标之比。环比即报告期指标与前一期指标之比。计算公式如下。

定基比发展速度：$\frac{\alpha_1}{\alpha_0}$；$\frac{\alpha_2}{\alpha_0}$；　$\frac{\alpha_n}{\alpha_0}$

环比发展速度：$\frac{\alpha_1}{\alpha_0}$；$\frac{\alpha_2}{\alpha_1}$；　$\frac{\alpha_n}{\alpha_{n-1}}$

定基比增长速度：$\frac{\alpha_1}{\alpha_0}-1$；$\frac{\alpha_2}{\alpha_0}-1$；　$\frac{\alpha_n}{\alpha_0}-1$

环比增长速度：$\frac{\alpha_1}{\alpha_0}-1$；$\frac{\alpha_2}{\alpha_1}-1$；　$\frac{\alpha_n}{\alpha_{n-1}}-1$

（三）平均发展速度和平均增长速度

这两个指标用于描述某现象在一个时期的平均变化。平均发展速度是发展速度的几何平均数。平均增长速度为平均发展速度-1。计算公式如下。

$$平均发展速度=\sqrt[n]{\frac{\alpha_1}{\alpha_0}\frac{\alpha_2}{\alpha_1}\quad\frac{\alpha_n}{\alpha_{n-1}}}$$

$$平均增长速度=\sqrt[n]{\frac{\alpha_1}{\alpha_0}\frac{\alpha_2}{\alpha_1}\quad\frac{\alpha_n}{\alpha_{n-1}}}-1$$

五、动态序列分析方法

动态序列分析方法包括描述性时序分析和统计时序分析。

（一）描述性时序分析

描述性时序分析是通过直观的数据比较或绘图观测，寻找序列中蕴含的发展规律。描述性时序分析是人们在认识自然、改造自然的过程中发现的实用方法，具有操作简单、直观有效的特点，它通常是人们进行时间序列分析的第一步。

（二）统计时序分析

单纯的描述性时序分析具有很大的局限性，时间序列的复杂变化和随机性仅通过简单观察和描述往往无法总结其规律并进行预测和估计。从20世纪20年代开始，学术界利用数理统计学原理进行时间序列分析，分析时间序列内在的相关关系，即为统计时序分析。统计时序分析包括频域分析方法和时域分析方法两大类。

频域分析方法：也称为“频谱分析”或“谱分析”方法，主要运用于物理学、天文学、海洋学、气象科学、电力工程和信息工程等领域。由于谱分析过程一般都比较复杂，不易掌握，分析结果比较抽象，不易直观解释，具有局限性，因此应用并不广泛。

时域分析方法：主要是从序列自相关的角度揭示时间序列的发展规律，其具有理论完善、易操作、分析结果易于解释等优点，因此广泛应用于自然科学和社会科学的各个领域，成为时间序列分析的主流方法。

六、医院动态序列分析的应用领域

从医院管理的实际需求来看，医院动态序列分析至少可以应用于如下领域。

（一）预测与预报

预测是对事物未来发展趋势的预先推测或测定。根据过去和当前的数据对未来的数据进行预测预报，是统计分析的一项基本工作，也是管理与决策中执行目标计划的重要内容。

（二）季节调整

医院的经营活动和发展通常受到季节性的影响。为了正确评估季节性的影响，我们可以采用季节调整方法对动态序列进行调整，得到季节因子和调整后的序列，从而进一步展开统计分析与评价。

（三）重大事件或异常干预事件的影响分析

一些重大事件或异常干预事件可能会对动态序列产生影响。通常可以通过建立数学模型来对此进行研究。

第五节 统计指数

一、统计指数的概念

统计指数又称指数法。指数可以分为广义的和狭义的两种。从广义上说，凡是能说明同类现象在不同空间、不同时间，实际与计划对比变动的相对数等都称为指数。从狭义上说，指数是用来表明不能直接相加和不能直接对比的现象在不同时期的变动程度。例如，人们在生活中每天都要接触到许多商品的价格，不同商品的价格变化情况并不一致，有的上涨，有的下跌，就需要计算价格指数来反映这些商品价格的变动程度；同样，不同疾病的诊疗难度不同，指数法原理也能分析医院整体诊疗难度的变动程度。统计指数具有相对性、综合性、平均性三个特性。应用统计指数可以反映复杂的社会经济现象总体的综合变动程度，分析社会经济现象总体变动中各个因素的影响，对多指标复杂社会经济现象的长时间变化趋势进行综合分析。本节讨论的是狭义的统计指数。①

①周晔玲. 医院管理学课堂教学中的BOPPPS教学模式应用[J]. 教育教学论坛，2021，(27)：149-152.

二、指数的种类

从不同的角度对指数进行分类，可以划分为不同的种类。

按反映对象的不同，可以分为个体指数和总指数。个体指数是说明个别现象变动的相对数，如某病种的人均费用指数。总指数是说明总体范围内某种现象变动的相对数，如某医院出院病人人均费用指数等。

按指数表明的现象性质不同，可以分为数量指标指数和质量指标指数。数量指标指数是反映数量指标变动程度的相对数，如门诊人次数指数。质量指标指数是反映质量指标变动的相对数，如病例组合指数（CMI）等。

按比较对象的不同，可以分为时间性指数、地区性指数和计划完成性指数。时间性指数反映的是现象在时间上的动态变化情况。地区性指数用于表示同一时间条件下不同地区、不同单位同一指标的对比情况，如同一年度河南省不同医院的出院人数指数。计划完成性指数用于比较同一地区、同一单位实际指标与计划指标对比的相对数，如某医院的实际住院患者人均费用与计划值之间的对比。

按计算方式的不同，可以分为简单指数和加权指数。简单指数各个项目的重要性即权数是一致的，又称不加权指数。加权指数则对各个项目赋予不同的权数，我们常用的疾病诊断相关分组（DRGs）分析方法中的各项指标就是典型的加权指数。

按采取基期的不同，可以分为定基指数和环比指数。

三、综合指数

统计研究的对象是总体。因此，从研究对象的范围来看，编制指数主要是指总指数，综合指数是总指数的基本形式。综合指数是将多种不能同度量现象的数值分别改变为能同度量的数值，然后进行对比，表明事物综合变动的指标。其主要特点是先综合而后对比。所谓同度量因素是指若干由于度量单位不同，不能直接相加的指标，过渡到可以加总和比较而使用的媒介因素，它能起到权数的作用。

关于同度量因素的时期固定问题，有众多观点，以拉氏指数公式和帕氏指数公式最具有代表性。拉氏指数公式的特点是将同度量因素固定在基期，帕氏指数公式是将同度量因素固定在报告期。对于同一资料，将同度量因素固定在报告期或基期内，计算结果并不一致。拉氏指数公式和帕氏指数公式如下。

拉氏指数公式：$\frac{\sum q_1 p_0}{\sum q_0 p_0}$(数量指标指数)和$\frac{\sum p_1 q_0}{\sum p_0 q_0}$(质量指标指数)

帕氏指数公式：$\frac{\sum q_1 p_1}{\sum q_0 p_1}$(数量指标指数)和$\frac{\sum p_1 q_1}{\sum p_0 q_1}$(质量指标指数)

下面分别按数量指标指数和质量指标指数阐明编制的具体方法。

数量指标的综合指数：数量指标的综合指数是说明总体数量变量的指数。

质量指标的综合指数：质量指标的综合指数医疗费用属于质量指标。

四、指数的因素分析

统计依据现象的因素联系来编制综合指数，同时也依据现象因素联系的关系编制出具有相互关系的若干指数组成指数体系，亦即若干个指数由于数量上的联系而形成一个整体，称为指数体系。例如，医疗总费用=出院人数×人均费用，如果按指数形式表现，乘积关系仍然成立，即医疗总费用指数=出院人数指数×人均费用指数，表明总量指标指数是由数量指标指数和质量指标指数这两个因素组成的。这些相互关联的指数体系，在数学上表现为相乘关系，反映客观现象的固有联系。因此，我们利用指数体系来分析现象因素的变动关系，分析现象总变动中的各个因素作用的方向和程度，从而探寻现象变动的具体原因。

参考文献

[1] 陈虹．股份制B医院宽带薪酬体系设计研究[D]. 太原：山西财经大学，2023.

[2] 陈莉莉．基于人力资源统计学分析提高医院检验设备效益的探讨[J]. 中国医疗设备，2018，33（01）：128-131.

[3] 陈英耀．医院人力资源管理[M]. 北京：中国协和医科大学出版社，2022.

[4] 陈竹英．医学统计信息在医院管理中的重要性分析[J]. 现代商贸工业，2021，42（21）：32-33.

[5] 程远远，李明，刘雪竹．高校附属医院人力资源管理的路径探索[J]. 经营管理者，2022，(09)：100-101.

[6] 创新制度规范管理提升服务——邢台县中心医院探索推进现代医院管理制度建设[J]. 采写编，2019，(02)：193.

[7] 戴剑坤．统计学在医院会计核算中的运用[J]. 经济师，2021，(07)：244-245.

[8] 翟晓，孔爱军．医院绩效管理理论与实务[M]. 天津：天津科学技术出版社，2019.

[9] 高琪，高璐．公立医院岗位管理及对策探讨[J]. 医院管理论坛，2019，36（10）：5-7.

[10] 高毅静．现代医院管理学与档案数字化[M]. 上海：上海科学普及出版社，2023.

[11] 何含兵．医疗质量与公立医院绩效评价研究[M]. 天津：天津科学技术出版社，2021.

[12] 黄静，韦荣耀．基于MOOC的SPOC混合式教学在医院管理学教学中的应用研究[J]. 科学咨询（科技・管理），2021，(10)：204-205.

[13] 黄黎姿．公立医院薪酬体系改革研究[D]. 南京：东南大学，2020.

[14] 黄育苹．医院岗位管理制度建设实践[J]. 现代国企研究，2018，(14)：145+147.

[15] 焦雷．新医改背景下公立医院人力资源管理策略研究[J]．卫生软科学，2017，31（02）：9-12.

[16] 阚瑞宏．现代医院人力资源管理探析[M]．北京：航空工业出版社，2019.

[17] 柯瑜．基于平衡计分卡的A民营医院薪酬体系优化研究[D]．昆明：云南师范大学，2022.

[18] 李彩义．医院人才引进实践与策略[J]．现代企业文化，2022，(16)：157-159.

[19] 李芬．基于区块链技术的医院财务数据共享方法[J]．自动化技术与应用，2024，43（10）：126-130.

[20] 李娇月，杨燕，张瑞华．实践模拟教学法在医院管理学课程教学中的探索与效果评价[J]．成都中医药大学学报（教育科学版），2022，24（01）：64-66.

[21] 李云峰，向萍，杨业春．《中国医院统计》论文研究热点和前沿演化分析[J]．中国医院统计，2023，30（06）：469-475+480.

[22] 梁爽．现代人力资源管理规划对医院人事管理的影响[J]．人力资源，2020，(12)：136-137.

[23] 刘琰．现行医保结算方式下医院财务管理研究[J]．财会学习，2024，(29)：25-27.

[24] 吕丽红．医院人力资源管理模式与策略研究[M]．延吉：延边大学出版社，2019.

[25] 沈晓，夏冕，张美丽．公立医院绩效管理与薪酬设计[M]．武汉：华中科技大学出版社，2020.

[26] 史悦明．医疗耗材的统计学分析[J]．商讯，2018，(16)：57+59.

[27] 宋佳奇．医院财务风险管理与控制策略研究[J]．乡镇企业导报，2024，(19)：159-161.

[28] 苏秋蓉．岗位管理方法在医院行政职能科室中的应用效果分析[J]．江苏卫生事业管理，2022，33（09）：1163-1165.

[29] 隋小昭，张天娇，焦海燕．医院人力资源管理研究[M]．长春：吉林文史出版社，2024.

[30] 唐凯，孙营营，姚萍．现阶段医院管理问题及应对策略分析[J]．临床

医药文献电子杂志，2017，4（44）：8709.
[31] 康廷星．浅析公立医院薪酬管理的内控风险[J]. 经济研究导刊，2024，（01）：99-102.
[32] 王志伟，翟理祥．医院管理学[M]. 北京：中国中医药出版社，2023.
[33] 韦铁民．医院精细化管理实践 第3版[M]. 北京：中国医药科学技术出版社，2021.
[34] 吴野，兰利莹．基于在线模式的团队学习法在“医院管理学”教学中的应用[J]. 吉林医药学院学报，2021，42（05）：388-389.
[35] 徐平．现代医院人力资源管理强化研究[J]. 财经界，2022，（12）：158-160.
[36] 许乐．新医改背景下R医院医务人员薪酬管理问题及对策研究[D]. 桂林：桂林理工大学，2023.
[37] 杨约芸．医院财务管理信息化建设的优化路径[J]. 乡镇企业导报，2024，（19）：105-107.
[38] 杨振宙．公立医院人力资源管理创新研究[J]. 山西财经大学学报，2020，42（S1）：46-48.
[39] 张芳．基于人力资源统计学分析提高医院检验设备效益的探讨[J]. 价值工程，2018，37（28）：67-68.
[40] 张晶，刘宏伟，王彤．统计学视角下医院经济运营应用与研究[J]. 财经界，2024，（05）：21-23.
[41] 张鹭鹭，李士雪．医院管理学概论[M]. 北京：中国协和医科大学出版社，2022.
[42] 张小凤．大数据时代下公立医院内部控制管理研究[J]. 财会学习，2024，（28）：155-157.
[43] 张燕．医院人才引进与培养策略分析[J]. 人才资源开发，2023，（14）：9-11.
[44] 赵娅楠．公立医院人才引进工作中的问题及对策[J]. 财经界，2021，（19）：181-182.
[45] 周晔玲．医院管理学课堂教学中的BOPPPS教学模式应用[J]. 教育教学论坛，2021，（27）：149-152.